초판

박쌤 PEET
통합유기화학

VOL. 2

저자
박송훈

- PEET 전용 교재
- 독학이 가능한 교재
- 메가 MD, MD&P 저자 직강
- 시험에 출제될 수 있는 핵심개념을
  100% 완성하는 통합이론서

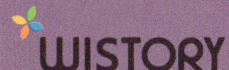

CONTENTS

chapter 9. 알카인(alkyne)

- 9.1 | 알카인(alkyne)의 분자식과 구조적 특성 ········· 252
- 9.2 | 알카인의 명명법 ········· 253
- 9.3 | 탄화수소 화합물의 물리적 성질 ········· 254
- 9.4 | 알카인의 합성 ········· 255
- 9.5 | 토토머화 반응(tautomerization) ········· 259
- 9.6 | 알카인의 반응 형태 ········· 262
- 9.7 | 알카인의 첨가반응들 ········· 262
- 9.8 | 아세틸렌화 이온과 친전자체의 반응 ········· 272
- 9.9 | 알카인의 산화반응 ········· 275

chapter 10. 유기 금속 시약과 탄소-탄소 결합의 형성

- 10.1 | 유기금속 시약의 작용과 합성 ········· 278
- 10.2 | 유기금속 시약의 반응 ········· 279
- 10.3 | 유기금속 시약의 합성과 반응에서 문제점 ········· 282
- 10.4 | 새로운 C-C 결합이 생성되는 인명 반응 ········· 284

chapter 11. 에테르와 에폭사이드 화합물

- 11.1 | 에테르 화합물의 명명법 ········· 290
- 11.2 | 에테르 화합물의 물성과 구조적 특징 ········· 290
- 11.3 | 에테르 화합물의 합성 ········· 291
- 11.4 | 에테르의 반응 ········· 295
- 11.5 | 에폭사이드 합성 ········· 297
- 11.6 | 에폭사이드의 반응 ········· 301
- 11.7 | 상 이동 촉매(phase-transfer catalyst) ········· 307

chapter 12. 알코올류 화합물

- 12.1 | 알코올의 분류 ········· 310
- 12.2 | 알코올류 화합물의 명명법 ········· 310
- 12.3 | 알코올 화합물의 물리적 성질 ········· 310
- 12.4 | 알코올류 화합물의 산성도 ········· 311
- 12.5 | 알코올의 합성 복습 ········· 316
- 12.6 | 카보닐화합물의 환원반응을 통한 알콜의 합성 ········· 317
- 12.7 | 유기금속 시약을 이용한 알코올의 합성 ········· 321
- 12.8 | 알코올의 산화반응 ········· 323
- 12.9 | 알코올의 산 촉매 탈수반응 ········· 327
- 12.10 | 알코올과 HX의 반응 ········· 330
- 12.11 | 알코올로부터 RX을 합성하는 다른 방법들 ········· 332

12.12 | 알코올의 토실화 와 메실화 ··· 335
12.13 | E2 메커니즘에 의한 탈수반응 ·· 338
12.14 | 피나콜(pinacol) 자리옮김반응 ······································ 340
12.15 | 알코올 작용기의 보호(Protection) ································ 343
12.16 | 페놀의 합성 ·· 346
12.17 | 페놀의 반응 ·· 347
12.18 | 싸이올과 설파이드 화합물 ·· 349

chapter 13. 자유 라디칼

13.1 | 탄소 라디칼의 안정성 ··· 352
13.2 | 라디칼의 생성, 결합 해리 에너지 ···································· 353
13.3 | methane의 할로겐화반응(라디칼 치환반응) ····················· 355
13.4 | 알케인(propane 이상)의 할로겐화 반응 ·························· 357
13.5 | 알릴자리와 벤질자리 할로젠화 반응 ································· 361
13.6 | HBr의 알켄에 대한 라디칼 첨가반응 ······························· 363
13.7 | 알켄의 라디칼 첨가 중합반응 ··· 365
13.8 | 다른 라디칼 반응들 ··· 367
13.9 | 클로로플루오로탄소와 환경문제 ······································ 369

chapter 14. 벤젠과 방향족 화합물

14.1 | 벤젠의 구조적 특징 및 안정성 ·· 372
14.2 | 방향족 화합물의 명명법 ·· 373
14.3 | 방향족성(aromaticity) ··· 373
14.4 | 방향족, 반방향족, 비방향족 ·· 375

chapter 15. 방향족 화합물의 반응

15.1 | 벤젠의 친전자성 방향족 치환반응(EAS) ·························· 382
15.2 | 5가지 기본 EAS 반응 ·· 383
15.3 | 할로젠화 반응 (halogenation) ······································ 384
15.4 | 나이트로화 반응 (nitration) ·· 385
15.5 | 설폰화 반응 (sulfonation) ·· 387
15.6 | Friedel-Crafts 알킬화 반응 ·· 388
15.7 | Friedel-Crafts 아실화 반응 ·· 391
15.8 | 치환기의 활성효과 ··· 393
15.9 | 치환기의 지향효과 ··· 395
15.10 | 치환기의 활성효과와 지향효과 보충 ······························ 400
15.11 | EAS의 확장 및 응용 ·· 405
15.12 | 방향족 곁사슬 산화반응 ·· 417
15.13 | 다단계 합성에서 지향효과의 중요성 ······························ 418
15.14 | 친핵성 방향족 치환반응(SNAr) ···································· 420
15.15 | 방향족 화합물의 첨가반응들 ·· 427

chapter 16. 다중 및 헤테로 고리 방향족 화합물 [고급]
- 16.1 | 다중 고리 방향족 화합물의 구조와 결합 ········· 430
- 16.2 | 다중 고리 방향족 화합물의 EAS 반응 ········· 431
- 16.3 | 헤테로 고리 방향족 화합물의 구조와 결합 ········· 434
- 16.4 | 헤테로 고리 방향족 화합물의 반응 ········· 438

chapter 17. 콘쥬게이션계 [고급]
- 17.1 | 콘쥬게이션과 다이엔 ········· 446
- 17.2 | 짝지은 다이엔에 대한 1,2-와 1,4 첨가 ········· 448
- 17.3 | 고리형 협동반응(pericyclic reaction) ········· 450
- 17.4 | 전자 고리화 반응(electrocycle reaction) ········· 452
- 17.5 | 고리화 첨가반응(cycloaddition reaction) ········· 454
- 17.6 | 시그마 결합 자리옮김 반응 (sigmatropic rearrangement) ········· 462

chapter 18. 유기화학 실험
- 18.1 | 실험에 사용하는 유리기구 ········· 466
- 18.2 | 건조 ········· 470
- 18.3 | 유기반응의 일반적인 실험과정 ········· 471
- 18.4 | 얇은층 크로마토그래피(thin-layer chr, TLC) ········· 472
- 18.5 | 추출법 ········· 474
- 18.6 | 크로마토그래피(chromatography) ········· 476
- 18.7 | 재결정 ········· 479
- 18.8 | 증류법 ········· 480
- 18.9 | 실험과정에서의 화학량론 ········· 480

09
알카인(alkyne)

9.1 | 알카인(alkyne)의 분자식과 구조적 특성
9.2 | 알카인의 명명법
9.3 | 탄화수소 화합물의 물리적 성질
9.4 | 알카인의 합성
9.5 | 토토머화 반응(tautomerization)
9.6 | 알카인의 반응 형태
9.7 | 알카인의 첨가반응들
9.8 | 아세틸렌화 이온과 친전자체의 반응
9.9 | 알카인의 산화반응

9.1 | 알카인(alkyne)의 분자식과 구조적 특성

1. 알카인의 분자식과 불포화도

① 고리 1개당 → 불포화도=1
② 이중결합 1개당 → 불포화도=1
③ 삼중결합 1개당 → 불포화도=2

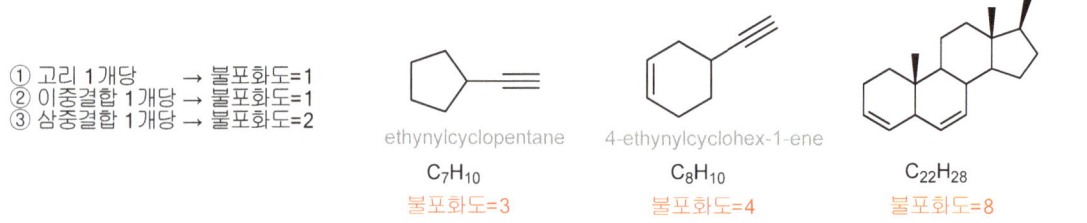

ethynylcyclopentane 4-ethynylcyclohex-1-ene
C_7H_{10} C_8H_{10} $C_{22}H_{28}$
불포화도=3 불포화도=4 불포화도=8

2. 알카인의 결합구조

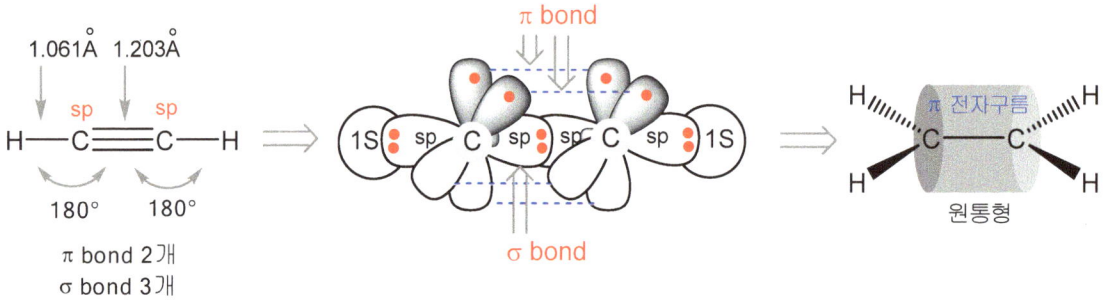

삼중결합을 하고 있는 탄소는 sp 혼성 오비탈을 갖고 결합각이 약 180°인 선형 구조이다. 그리고 탄소-탄소 간 삼중결합은 회전이 제한되어 있다. 또한 선형 구조이므로 입체이성질체는 가질 수 없다.

3. 알카인의 분류

알카인 종류			안정도	분자의 예
Acetylene	HC≡CH	≡		
Terminal alkyne (1치환 alkyne)	RC≡CH	R—≡		
Internal alkyne (2치환 alkyne)	RC≡CR	R—≡—R		

말단 알카인(terminal alkyne)과 내부 알카인(internal alkyne)으로 분류할 수 있다. 말단 알카인은 1치환 알카인이고 내부 알카인은 2치환 알카인이다. 알켄과 마찬가지로 알킬 치환기가 많을수록 유발효과와 하이퍼콘쥬게이션으로 인해 안정하다. 그리고 말단 알카인 또는 아세틸렌은 삼중결합 SP 탄소에 수소가 결합되어 있지만 내부 알카인에는 결합된 수소가 없다.

4. 탄화수소 화합물의 에너지와 안정도 비교

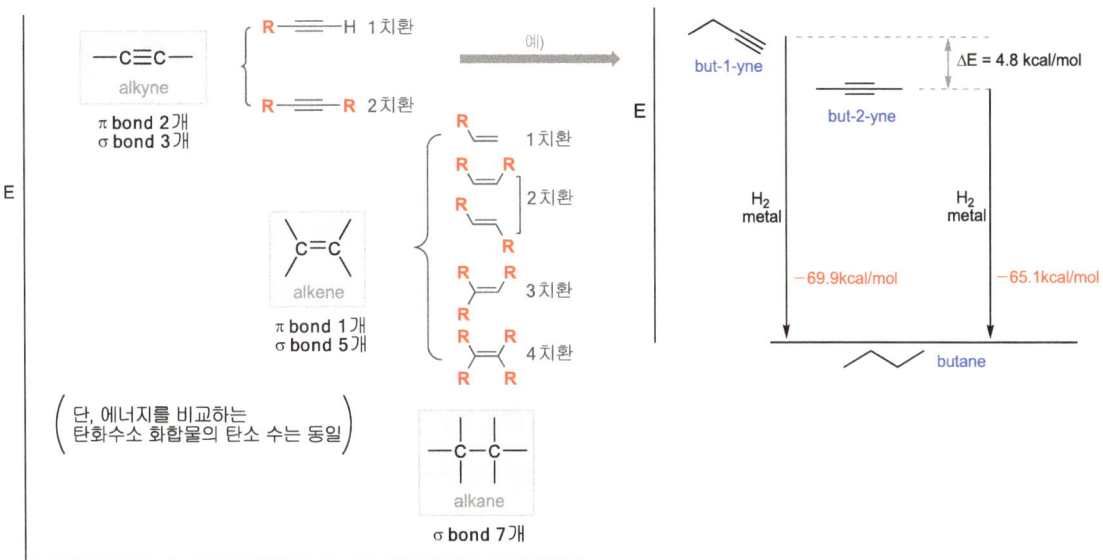

알카인 이성질체들의 상대적인 안정도는 알켄과 마찬가지로 수소 첨가반응의 반응열을 이용하여 편리하게 측정할 수 있다.

9.2 | 알카인의 명명법

☑ check 3장 유기화합물의 명명법 - 3.4

9.3 | 탄화수소 화합물의 물리적 성질

탄화수소 화합물(알케인, 알켄, 알카인)은 극성이 매우 약하기 때문에 약한 분산력이 주로 작용한다. 따라서 분자량이 비슷한 탄화수소 화합물들은 비슷한 물리적 성질을 갖지만 조금씩 차이는 있다. 끓는점과 녹는점의 일반적인 경향은 다음과 같으나 실제 실험 결과는 이러한 경향에 벗어나는 예외가 많다.

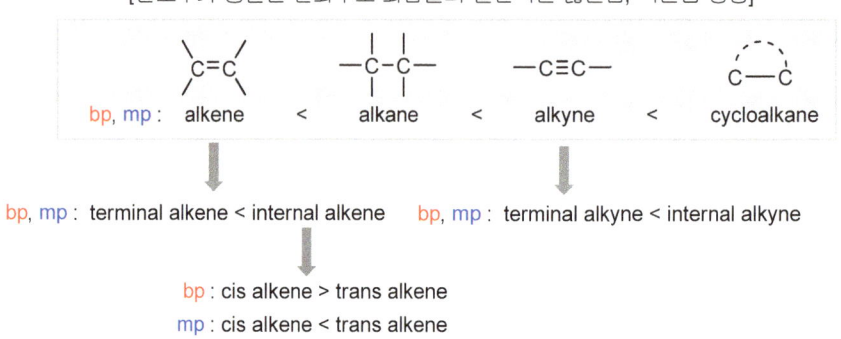

[탄소수가 동일한 탄화수소 화합물의 일반적인 끓는점, 녹는점 경향]

bp, mp : alkene < alkane < alkyne < cycloalkane

bp, mp : terminal alkene < internal alkene   bp, mp : terminal alkyne < internal alkyne

bp : cis alkene > trans alkene
mp : cis alkene < trans alkene

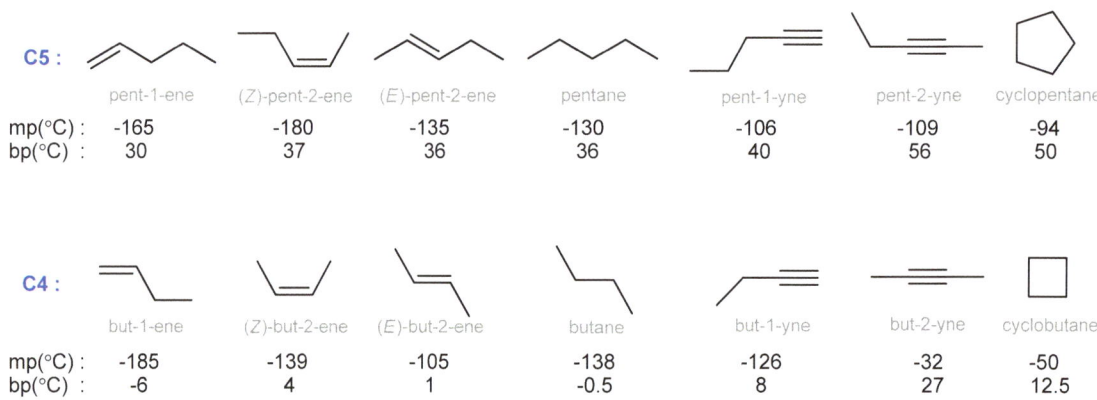

C5:	pent-1-ene	(Z)-pent-2-ene	(E)-pent-2-ene	pentane	pent-1-yne	pent-2-yne	cyclopentane
mp(°C) :	-165	-180	-135	-130	-106	-109	-94
bp(°C) :	30	37	36	36	40	56	50

C4:	but-1-ene	(Z)-but-2-ene	(E)-but-2-ene	butane	but-1-yne	but-2-yne	cyclobutane
mp(°C) :	-185	-139	-105	-138	-126	-32	-50
bp(°C) :	-6	4	1	-0.5	8	27	12.5

9.4 | 알카인의 합성

1. 두 번의 제거반응(E2)에 의한 알카인의 합성

1) 이할로젠화물(같은자리 혹은 이웃자리)로부터 두 번의 연속된 E2 반응으로 HX분자 두개를 제거함으로써 탄소-탄소 삼중결합을 만들 수 있다.

2) 이 제거반응은 극히 강한 염기성 조건에서만 일어난다. 따라서 주로 강한 염기인 $^-NH_2$를 사용한다. 염기로 ^-OH를 사용할 때는 염기성이 떨어지기 때문에 온도를 $200°C$ 까지 올려준다.

3) 사용하는 염기는 모두 2당량 이상을 사용해야한다.

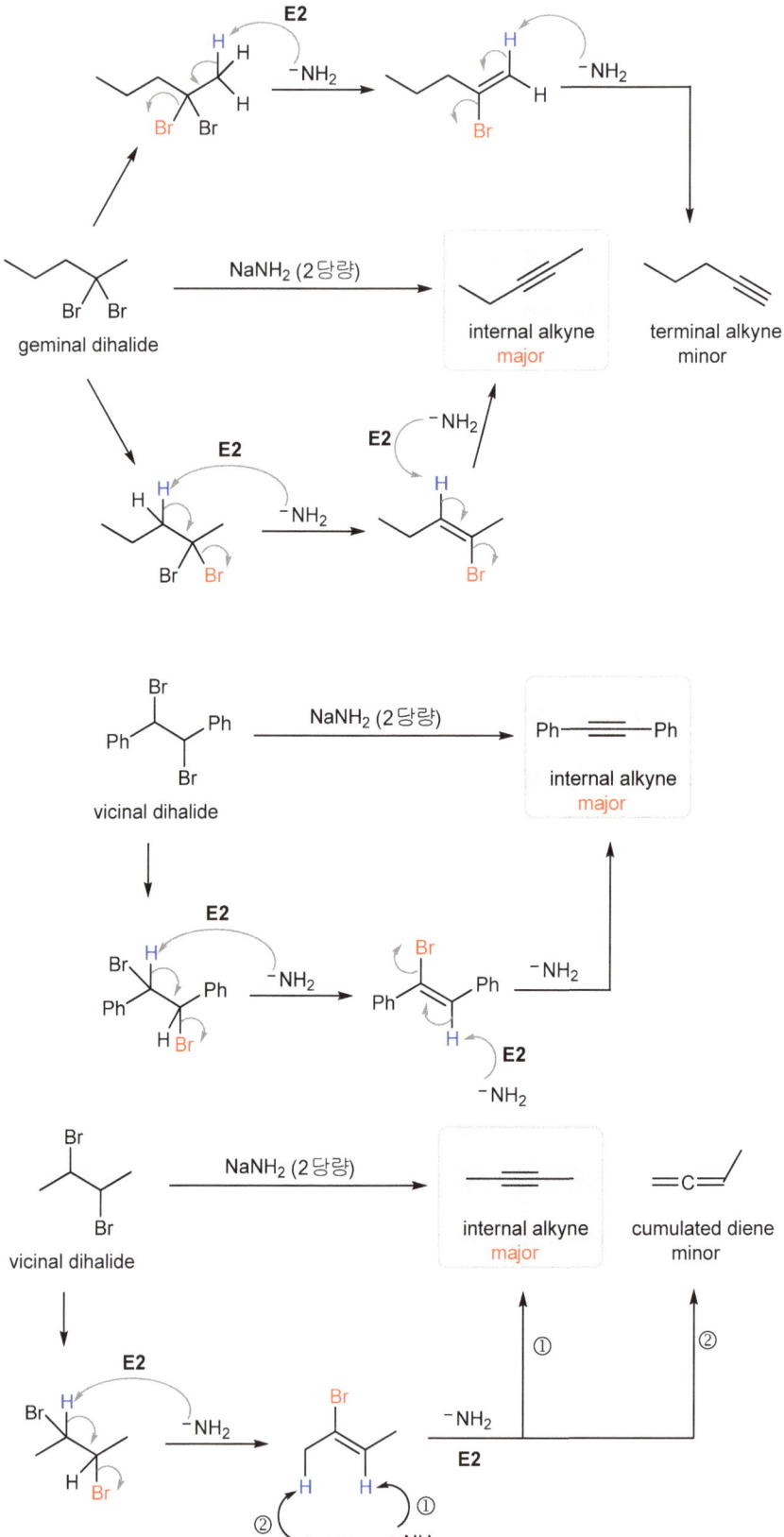

2. 염기-촉매에 의한 알카인의 자리옮김(내부에서 말단으로)

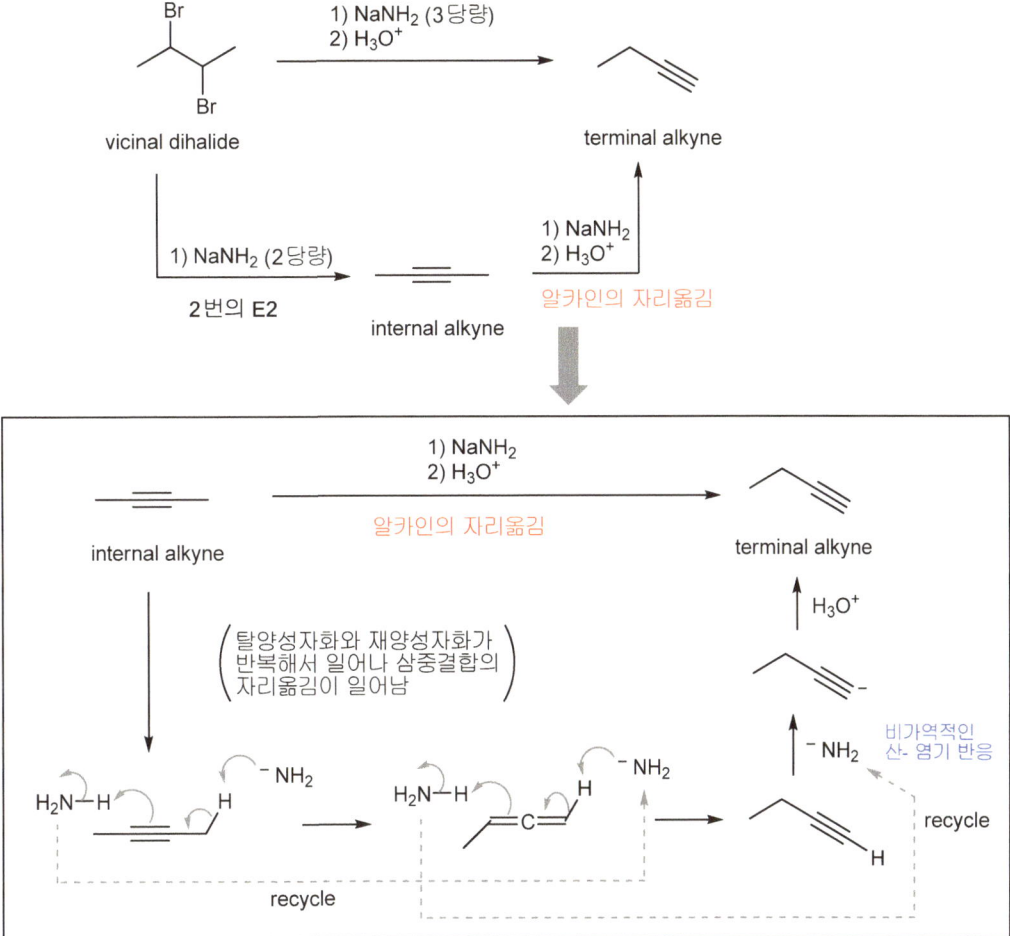

예제 1

다음 반응의 메커니즘을 제시하시오.

(Z)-pent-2-ene → (E)-pent-2-ene

해설

(Z)-pent-2-ene $\xrightarrow{Br_2}$ 2,3-dibromopentane $\xrightarrow[\text{(2당량)}]{NaNH_2}$ pent-2-yne $\xrightarrow[NH_3]{\text{Na or Li}}$ (E)-pent-2-ene

예제 2

다음 반응의 주생성물 A와 B는 무엇인가?

1,2-dicyclohexylethene $\xrightarrow[\text{2) } NaNH_2 \text{ (2당량)}]{\text{1) } Br_2}$ **A**

3-chloro-2-buten-1-ol $\xrightarrow[\text{2) } H_3O^+]{\text{1) } NaNH_2 \text{ (2당량)}}$ **B**

해설

1,2-dicyclohexylethene $\xrightarrow{Br_2}$ vicinal dibromide $\xrightarrow[\text{2번의 E2}]{NaNH_2 \text{ (2당량)}}$ dicyclohexylacetylene (**A**)

3-chloro-2-buten-1-ol $\xrightarrow{NaNH_2 \text{ (2당량)}}$ propargyl alkoxide $\xrightarrow{H_3O^+}$ 2-butyn-1-ol (**B**)

↓ $^-NH_2$

(chloro-alkoxide) $\xrightarrow[E2]{^-NH_2}$ ↑

9.5 | 토토머화 반응(tautomerization)

1. 케토-엔올 토토머화 반응

1) 토토머화 반응은 파이전자쌍의 이동과 수소원자의 이동을 포함하는 두 구조이성질체간의 상호 전환이다.
2) C=C 보다 C=O결합이 더 강하기 때문에 일반적으로 케토형이 엔올형 보다 더 안정하다.
3) 산 또는 염기 촉매에서 두 토토머는 빠르게 상호 전환된다. 하지만 촉매가 없는 경우에도 토토머화 반응은 일어날 수 있다.

4) 엔올이 생성되는 모든 반응에서 반드시 토토머화 반응을 고려해야한다. 일반적으로 케토 생성물이 더 안정하기 때문에 엔올형은 대부분 케토형으로 바뀐다.
5) 공명 구조와의 차이점을 이해해야 한다. 공명 구조는 비편재된 파이전자들의 이동만 있다.

2. 기타 토토머화 반응

케토-엔올 토토머화 반응뿐만 아니라 파이전자쌍의 이동과 수소원자의 이동을 포함하는 두 구조이성질체간의 상호 전환은 모두 토토머화 반응이 될 수 있다.

예제

다음 A~F 화합물 쌍 중 토토머 관계가 아닌 것을 고르시오.

해설 A~D는 토토머 관계이지만 E와 F는 토토머 관계가 아니다.

3. 토토머의 안정도

일반적으로 케토형이 엔올형보다 더 안정하지만 예외적으로 엔올형이 더 안정한 경우가 있다.

4. 토토머화 현상에 의한 라세미화 반응

(R)-ketone의 에탄올 수용액을 산이나 염기로 처리하면 용액은 점차적으로 광학 활성을 잃는다. 얼마 후에 ketone을 분리하면 라세미화된 것을 알 수 있다. 그 이유는 산-염기 촉매에서 케톤의 엔올 형태로의 변화는 비록 느리지만 엔올 형태로 거쳐서 다시 돌아오는 케톤의 절대배위는 R형과 S형이 5:5가 되기 때문이다. 따라서 라세미화가 일어나는 것이다.

9.6 | 알카인의 반응 형태

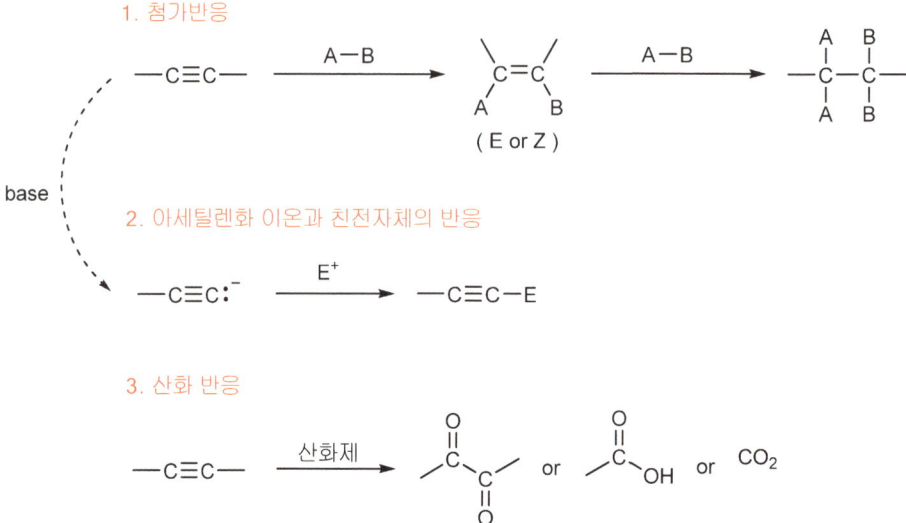

9.7 | 알카인의 첨가반응들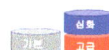

알카인은 2개의 파이결합이 존재하기 때문에 알켄에서 일어나는 첨가반응이 두 번 일어날 수 있다. 이렇게 두 작용기의 화학적 반응 종류는 첨가반응으로 비슷하지만 일반적으로 알카인의 첨가반응은 알켄보다 느리다.

[알켄에 비해 알카인의 첨가반응이 느린 이유]

1. SP 탄소의 전기음성도가 SP^2 보다 커서 파이 전자쌍을 친전자체에 주기가 더 어렵다.
2. 알카인의 친전자성 첨가반응에서 첫 번째 중간체가 불안정하다.

1. 할로겐화 수소(HX)의 첨가반응

1) 전체 반응

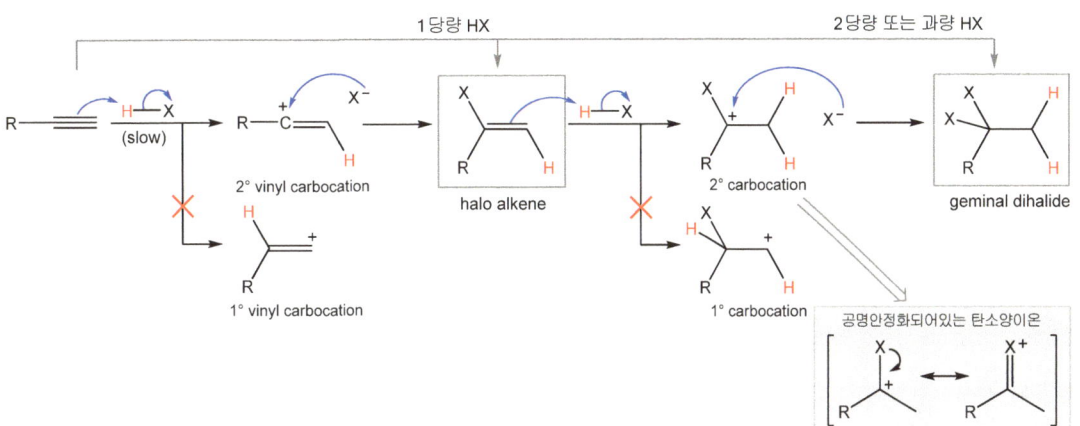

[HX첨가반응의 특징]
1. 위치선택성 : 1st, 2nd 첨가 모두 Markovnikov 규칙
2. 중간체 : 1st 첨가 → 비닐 탄소양이온, 2nd 첨가 → 알킬 탄소양이온

2) 반응 메카니즘

3) 반응의 적용

2. 할로젠(X_2) 첨가반응

1) 전체 반응

$R-C\equiv C-R$ (internal alkyne) $\xrightarrow{X_2 (X_2=Br_2, Cl_2)}_{CCl_4}$ (E)-dihaloalkene $\xrightarrow{X_2}_{CCl_4}$ tetrahalide

[할로젠의 첨가반응의 특징]
1. 입체화학 : 1st, 2nd 첨가 모두 anti-addition
2. 중간체 : 삼원자 고리의 할로늄 중간체 (탄소양이온 아님!)

2) 반응 메카니즘

1당량 X_2 → trans-dihalide
2당량 또는 과량 X_2 → tetrahalide

$R-C\equiv C-R \xrightarrow{X_2}_{(slow)}$ [halonium 중간체] → trans-dihalide $\xrightarrow{X_2}$ → [halonium 중간체] → tetrahalide

3) 반응의 적용

☑ check

① cyclopentyl-C≡CH (internal, 비대칭) $\xrightarrow{2당량\ Br_2}$ cyclopentyl-CBr₂-CBr₂-H or cyclopentyl-CBr₂-CHBr₂ 이성질체

② terminal alkyne $\xrightarrow{1당량\ Br_2}_{CCl_4}$ (E)-1,2-dibromobut-1-ene

X_2가 1몰당량을 첨가 될 때 anti- 첨가에 의해서 생성물의 X와 X의 입체화학은 트랜스를 취한다.

3. X_2, H_2O의 첨가 반응

4. 수소 첨가반응 (환원 반응)

1) 전체 반응

[수소 첨가반응의 특징]
1. 입체 화학: syn-addition (2개의 H가 같은 방향으로 첨가됨!)
2. 알켄에 따른 반응성(알켄의 입체장애 고려!) : 1치환 알카인 > 2치환 알카인

2) 반응 메카니즘

5. cis-alkene 합성 방법 (특별한 금속 촉매 사용)

몰 당량과 상관없이 cis-alkene을 합성하고자 할 때는 특별한 Pd 또는 Ni 촉매를 사용한다. 이 촉매는 알카인의 첨가반응은 촉매화 시키지만 알켄의 첨가반응에서는 촉매의 활성이 크게 감소되어 첨가반응을 촉매화 시키지 못한다. 따라서 1몰의 수소만 신-첨가(syn-addition)되어 cis-alkene을 생성 시킬 수 있다.

특별한 Pd 또는 Ni촉매	
1. 특별한 Pd 촉매 : Lindlar 촉매	2. 특별한 Ni 촉매 : P-2촉매
Pd / BaSO$_4$ or CaCO$_3$ quinoline, Pb(CH$_3$CO$_2$)$_2$	Ni$_2$B

6. trans-alkene 합성 방법 (용해성 금속 환원반응)

1) 전체 반응

액체 암모니아에 Na, Li 등의 알카리 금속을 사용하면 내부 알카인이 알켄이 되는데 이 때 생성 되는 알켄은 trans 입체 배열을 갖는 알켄이다.

2) 반응 메카니즘

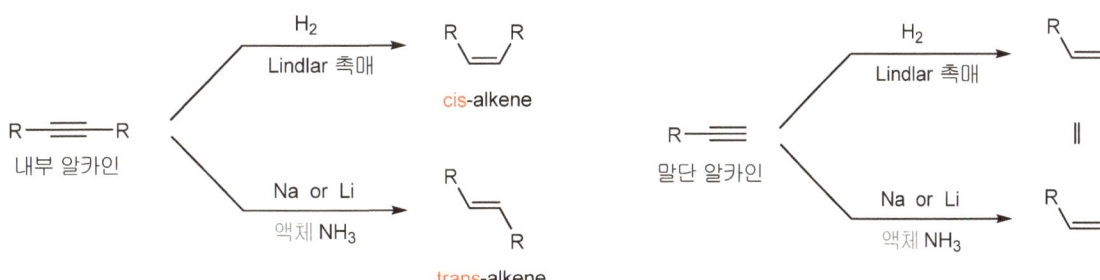

① 알카리 금속이 액체 암모니아에 녹으면 금속 양이온과 암모니아로 용매화된 전자를 포함한 용액이 된다.
② 위 용액에 알카인을 가하면 전자가 알카인으로 전이하게 되고 이렇게 생긴 비닐성 탄소음이온(vinyl carbanion)이 용매(NH_3)로 부터 양성자를 때어 온다. 동일한 과정이 한 번 더 일어난다.
  두 번째 전자가 전이되는 단계에서 트랜스- 입체화학이 결정된다.(입체 선택성)

[위치 선택적 반응]

7. 알카인의 수화반응

1) 전체 반응

$R-C\equiv CH \xrightarrow{H_2SO_4,\ H_2O,\ HgSO_4}$ enol $\xrightleftharpoons{tautomerism}$ keto

terminal alkyne → enol → methyl ketone

알카인의 수화반응은 알켄에 비해 반응이 느리기 때문에 산 촉매뿐만 아니라 수은(Ⅱ)이온도 촉매로 필요하다. 생성물은 케톤이다. 말단 알카인이 반응물인 경우 생성물은 반드시 메틸 케톤이다.

[알카인의 산촉매 수화반응의 특징]
1. 위치선택성 : Markovnikov 규칙
2. 중간체 : 삼각 고리의 머큐리늄 중간체
3. enol-keto tautomerism

2) 반응 메카니즘

3) 반응의 적용

① cyclopentyl 말단 알카인 + $H_2O, H_2SO_4, HgSO_4$ → cyclopentyl methyl ketone (terminal)

② 1-hexyne + $H_2O, H_2SO_4, HgSO_4$ → 2-hexanone (terminal)

③ 대칭 internal alkyne + $H_2O, H_2SO_4, HgSO_4$ → ketone (internal 대칭)

④ 비대칭 internal alkyne + $H_2O, H_2SO_4, HgSO_4$ → 두 가지 케톤 (50% / 50%) (internal 비대칭)

8. 알카인의 수소화붕소 첨가-산화반응

1) 전체 반응

[알카인의 수소화 붕소 첨가-산화반응의 특징]
1. 위치선택성 : anti-markovnikov 규칙
2. enol-keto tautomerism
3. 알켄에서의 반응에서처럼 BH_3를 반응에 사용하기도 하지만 삼중결합에 두 분자의 BH_3이 첨가되는 것을 막기 위해 일반적으로 입체장애가 큰 다이알킬보레인(dialkylborane), R_2BH을 많이 사용한다.

2) 반응 메카니즘

9-borabicyclo[3.3.1]nanane (9-BBN)

disiamylborane (Sia_2BH)

dicyclohexylborane

말단 알카인과의 수소화 붕소 첨가-산화 반응은 anti-Markovnikov의 배향을 지닌 엔올을 중간체로 거치기 때문에 최종 생성물은 메틸 케톤이 아니라 알데하이드이다. 말단 알카인의 수은(Ⅱ) 촉매 수화 반응은 생성물이 메틸 케톤이다.

만약 알카인이 내부 알카인인 경우는 두 반응 모두 동일한 생성물을 얻는다.

3) 반응의 적용

9. 알카인의 옥시수은화-수은이탈반응

예제

다음 반응의 주생성물은 무엇인가?

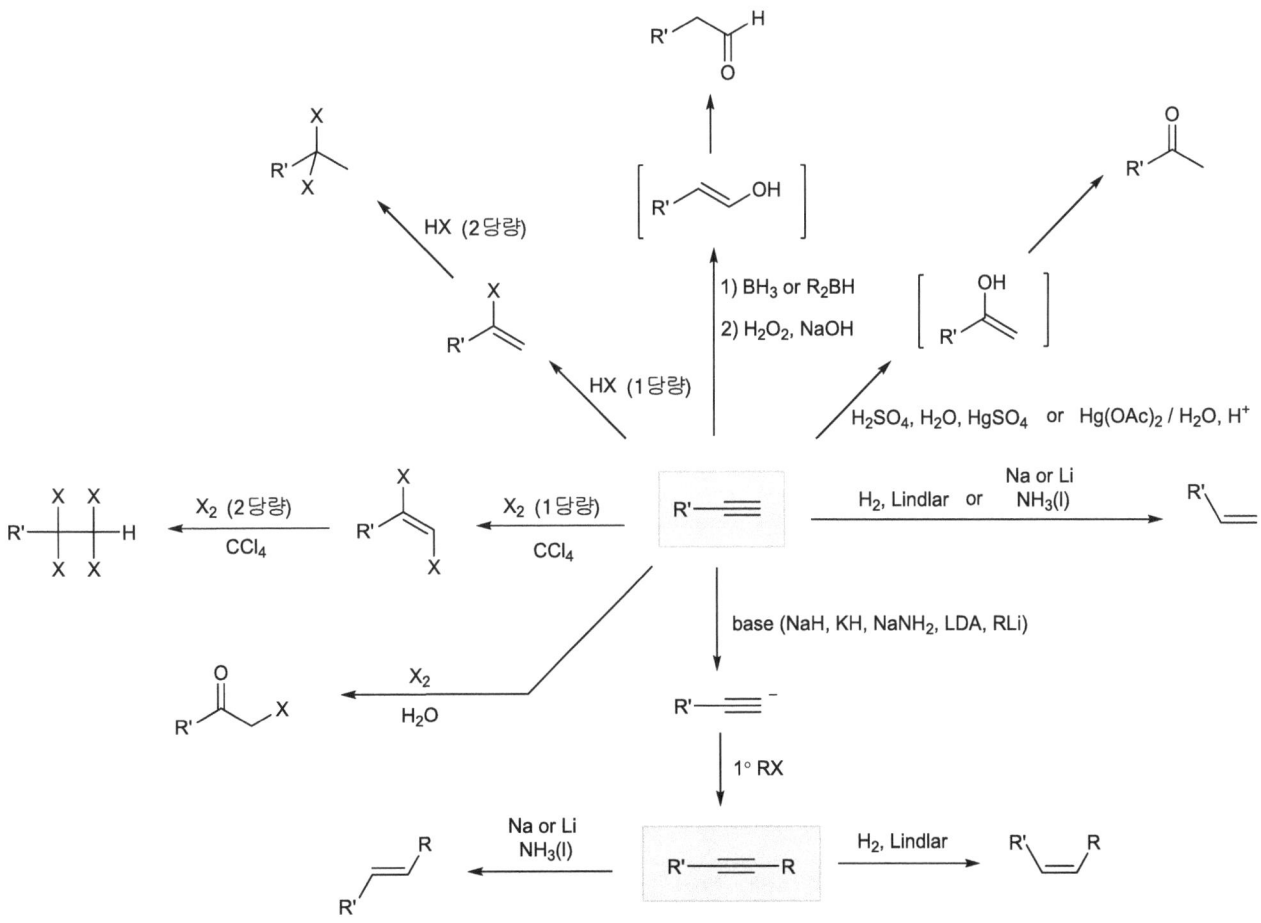

정답

9.8 | 아세틸렌화 이온과 친전자체와의 반응

양성자 이탈 반응으로 생성된 아세틸렌화 이온(acetylide anion)은 강한 탄소 친핵체로 작용할 수 있으므로 다양한 친전자체(E^+)와 반응하여 탄소 사슬이 연장된 다양한 생성물들을 만들 수 있다.

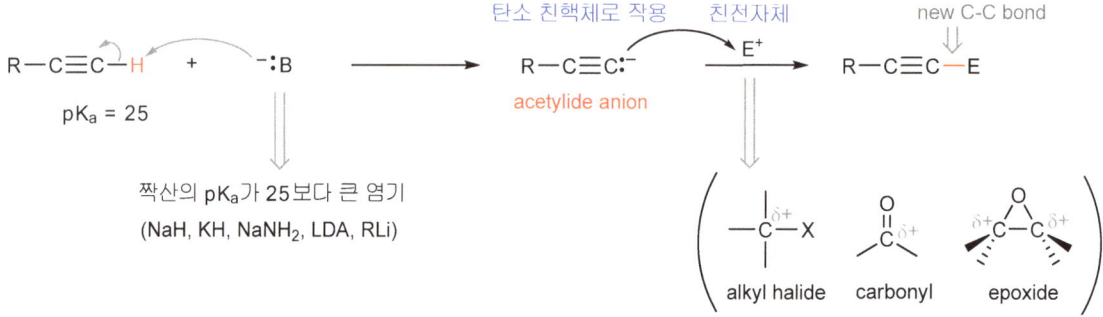

유기화학에서 흔히 등장하는 강한 염기들			
염기	짝산의 pK_a	상대적 염기도 세기	예
R^- (SP^3 or SP^2)	약 44~60	↑	butyllithium(n-BuLi)
$(R)H\overset{-}{N}H(R)$	약 36~40		NaNH$_2$ sodium amide / lithium diisopropylamid(LDA)
H^-	35		NaH sodium hydride / KH potassium hydride
$RC\equiv C^-$	25		$H_3CC\equiv CNa$
RO^-	약 16~18		$NaOCH_3CH_3$ (NaOEt)
HO^-	15.7		NaOH

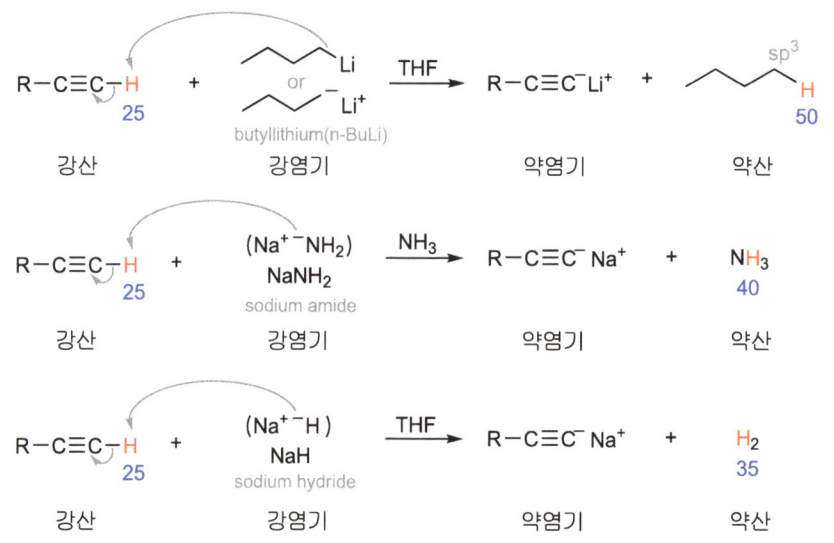

1. 아세틸렌화 이온과 RX의 반응

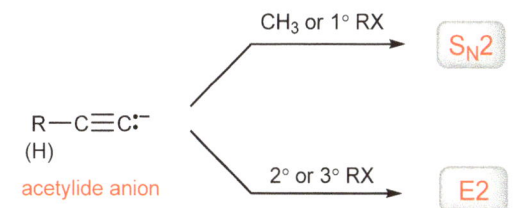

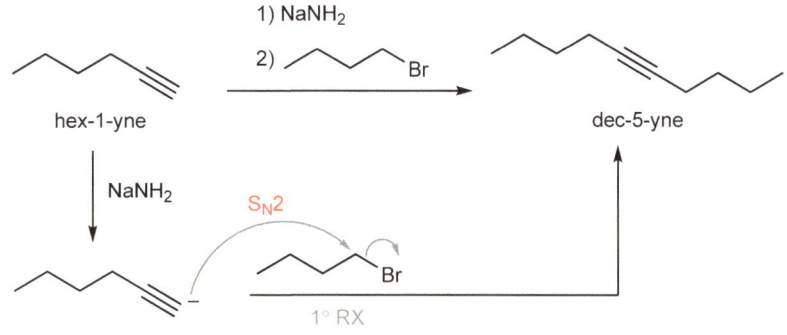

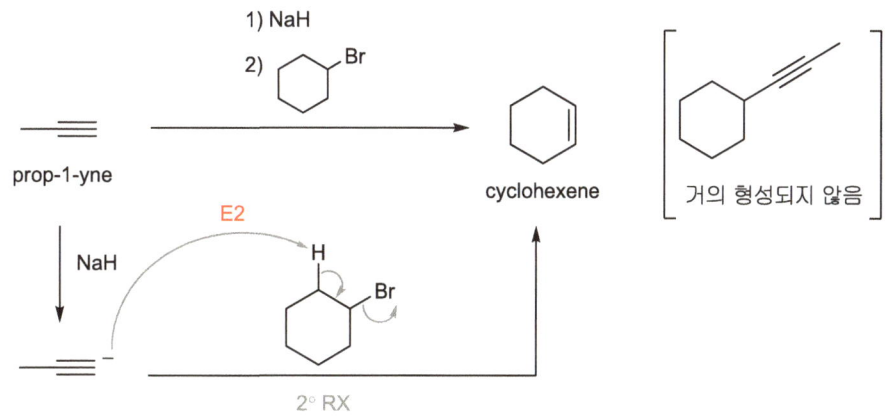

예제

다음 반응의 메커니즘을 제시하시오.

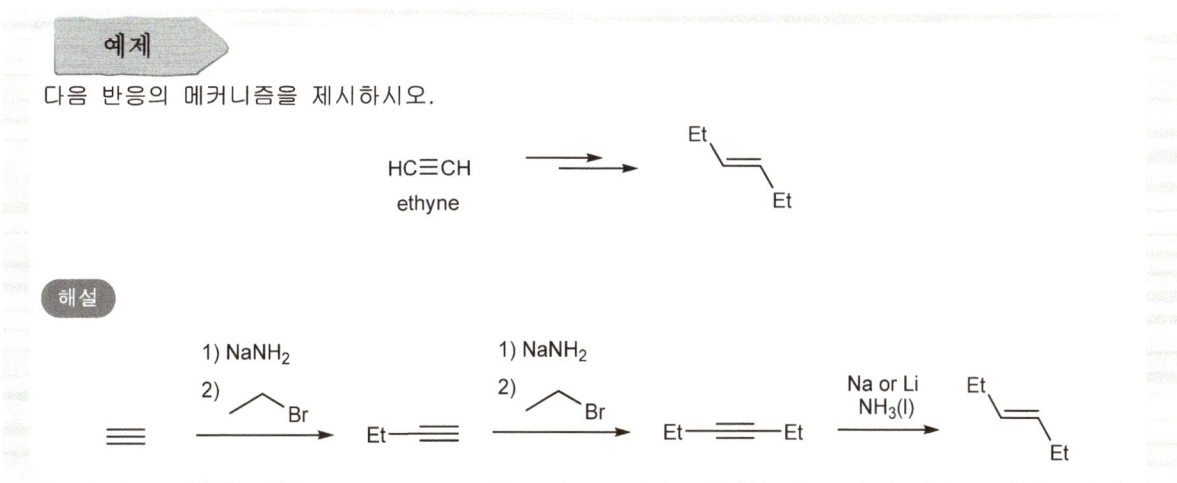

2. 아세틸렌화 이온과 카보닐 화합물(케톤 또는 알데하이드)의 반응

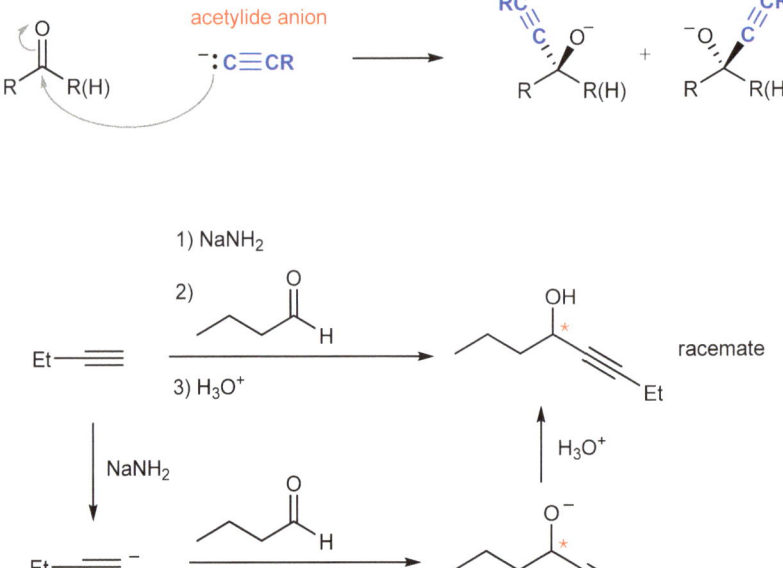

3. 아세틸렌화 이온과 에폭사이드의 반응

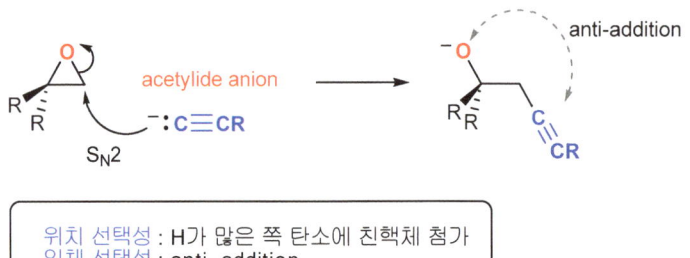

위치 선택성 : H가 많은 쪽 탄소에 친핵체 첨가
입체 선택성 : anti- addition

9.9 | 알카인의 산화반응 고급

알켄에서처럼, 알카인도 오존 혹은 $KMnO_4$와 같은 산화제에 의해서 산화될 수 있다. 삼중결합은 이중결합에 비해 반응성이 작고, 생성물의 수득률도 낮은 편이여서 알켄의 산화반응에 비해 덜 일반적이다.

1) 온화한 조건에서 $KMnO_4$ 첨가 → 2 단계 산화 → 다이케톤 생성

2) 격렬한 조건에서 $KMnO_4$ 첨가 또는 O_3, H_2O 첨가 → 최종 단계 산화 → 카복실산 또는 CO_2 생성

예제

산화성 분해는 알카인의 삼중결합 위치를 결정하는 데 도움을 준다. 아래물질은 미지의 알카인을 산화성 분해하여 얻어진 생성물이다. 미지의 화합물 구조는 무엇인가?

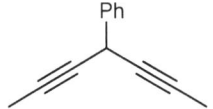

해설

10
유기 금속 시약과 탄소-탄소 결합의 형성

10.1 | 유기금속 시약의 작용과 합성 기본실용

10.2 | 유기금속 시약의 반응 응용고급

10.3 | 유기금속 시약의 합성과 반응에서 문제점 고급

10.4 | 새로운 C-C 결합이 생성되는 인명 반응 고급

10.1 | 유기금속 시약의 작용과 합성

유기 금속 화합물 : 탄소-금속 결합을 포함하는 유기화합물

유기금속화합물(organometallic compound)은 탄소원자와 금속원자 사이에 공유결합을 형성한다. 탄소의 전기음성도가 금속보다 더 크기 때문에 유기금속시약은 친핵성 탄소를 지닌다. 유기금속 화합물의 반응성은 탄소-금속 결합의 이온성이 커지면 증가한다. 금속의 전기음성도가 작을수록 더더욱 이온성이 증가하므로 알킬나트륨과 알킬칼륨이 반응성이 가장 큰 유기금속시약이다. 따라서 이러한 시약은 폭발적으로 반응을 하므로 일반적인 반응에는 쓰이지 않는다.

몇몇 금속의 전기 음성도			
Li 1.0			
Na 0.9	Mg 1.2	Cu 1.9	Zn 1.6
K 0.8			

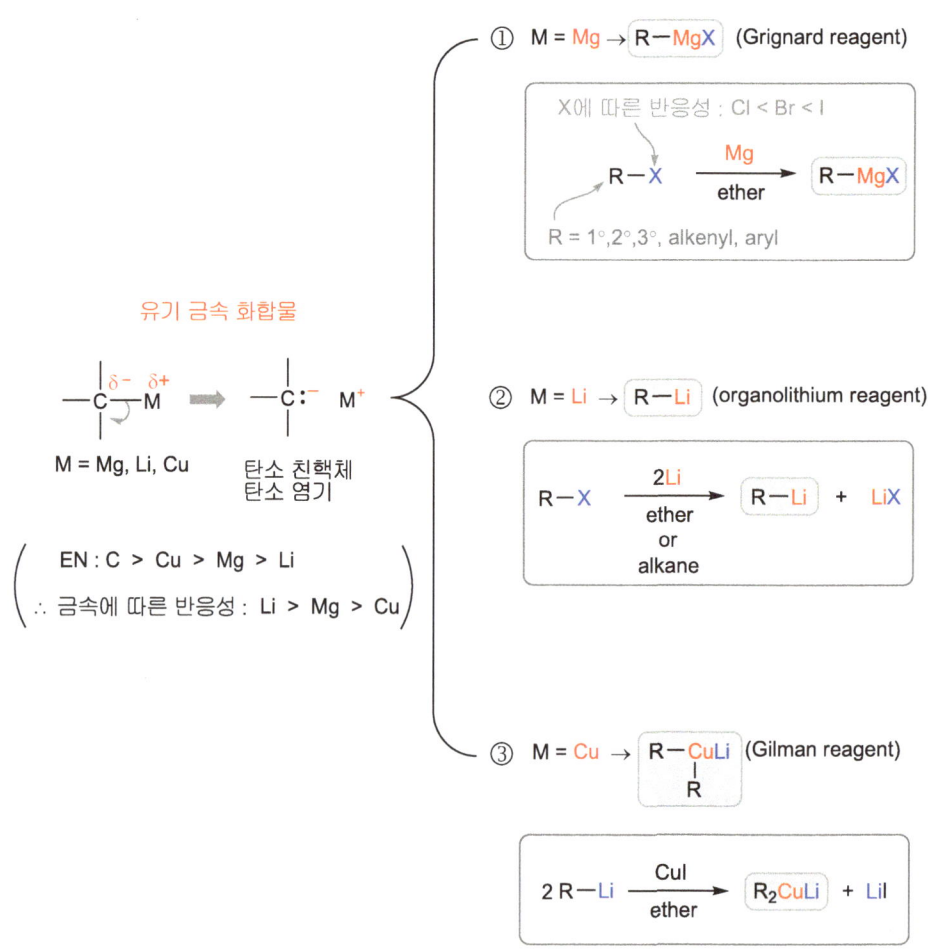

10.2 | 유기금속 시약의 반응

1. 산-염기 반응

$$R-AH \xrightarrow{RMgX \text{ or } RLi} R-A^- + RH$$

$$(-AH = -OH, -SH, -CO_2H, -NH_2, -C\equiv CH)$$

$HC\equiv C-H$ + H_3C-Li ⟶ $HC\equiv C-Li$ + H_3C-H
$pK_a = 25$ $pK_a = 50$

$H_3C-CO-OH$ ($pK_a = 4.5$) + PhMgBr ⟶ $H_3C-CO-O^-\,{}^+MgBr$ + PhH ($pK_a = 43$)

2. 친전자체와의 반응

(alkyl halide, carbonyl, epoxide → new C-C bond)

1) epoxide 화합물과의 반응

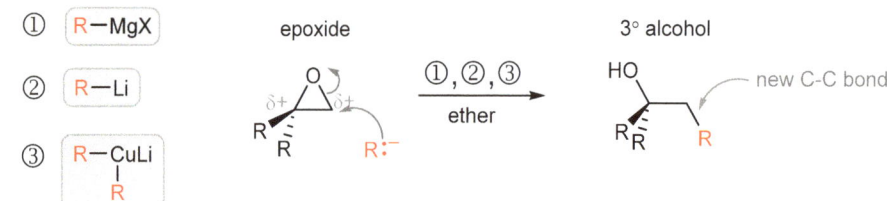

2) carbonyl 화합물과의 반응

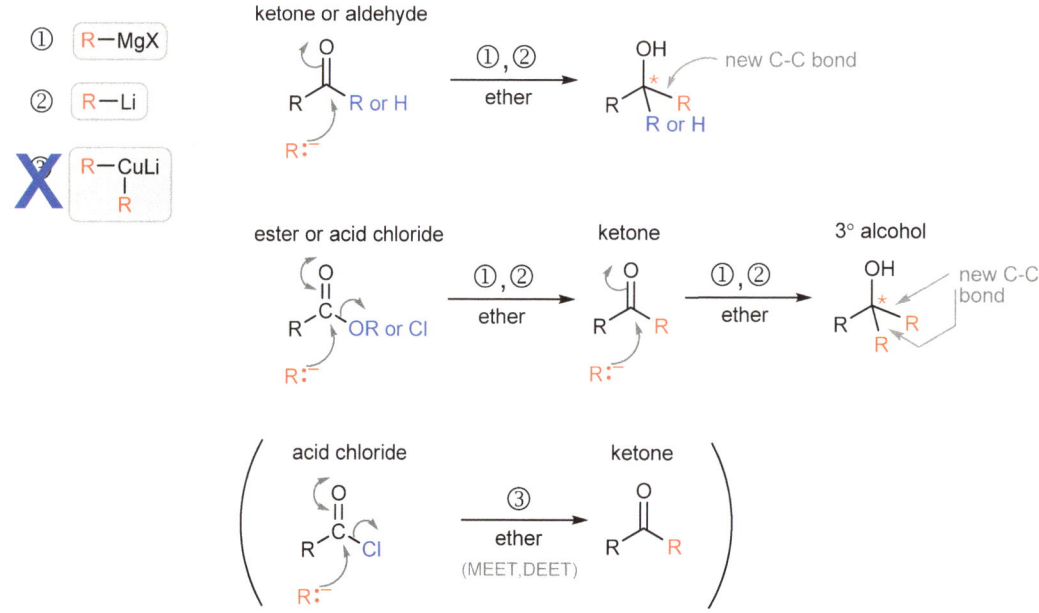

3) alkyl halide 화합물과의 반응 (유기금속 짝지음 반응)

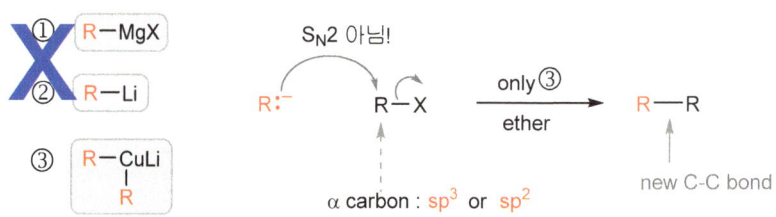

[유기금속 짝지음 반응의 특징]

1. 치환반응(S_N1, S_N2)은 공격받는 알파 탄소가 sp^3 혼성오비탈을 가져야 한다.
   하지만 Gilman 시약은 sp^2 혼성오비탈을 지니는 알파 탄소도 공격을 해서 치환반응을 일으킨다.
   이러한 짝지음 반응은 또한 작은 조각 분자로부터 큰 분자로의 제조를 가능하게 하기 때문에
   유기합성에 있어서 매우 유용하다.
2. 입체 화학: 반응물 RX가 알켄인 경우 알켄의 입체배열이 생성물에도 동일하게 유지됨 (입체 특이성)

예제 1

다음 반응들 중 불가능하거나 적절하지 않은 반응은?

A) 사이클로헥실 에폭사이드 + 1) CH₃MgBr, 2) H₃O⁺ → 1-사이클로헥실-1-프로판올

B) 2-부탄온 + 1) CH₃Li, 2) H₃O⁺ → 2-메틸-2-부탄올

C) 프로파노일 클로라이드 + 1) 2 (CH₃)₂CuLi, 2) H₃O⁺ → 2-메틸-2-부탄올

D) 2-브로모프로판 + CH₃CH₂MgBr → 2-메틸부탄

해설 C와 D 반응은 불가능한 반응이다.

C: 프로파노일 클로라이드 + 1) 2 CH₃MgBr, 2) H₃O⁺ → 2-메틸-2-부탄올

D: 2-브로모프로판 + (CH₃CH₂)₂CuLi → 2-메틸부탄

예제 2

다음 반응의 주생성물 A~C는 무엇인가?

1-브로모프로판 + Et₂CuLi / ether → **A**

아이오도벤젠 + (CH₃CH₂CH₂)₂CuLi / ether → **B**

1-브로모프로펜 + (CH₃CH₂CH₂CH₂)₂CuLi / ether → **C**

해설

A: 펜탄

B: 프로필벤젠

C: trans-2-헵텐 (cis-2-헵텐은 형성 안됨!)

10.3 | 유기금속 시약의 합성과 반응에서 문제점 [고급]

1. 합성에서 문제점

1) 산성을 띠는 작용기와의 부반응

$$HA-R-X \xrightarrow{Mg, \text{ether}} HA-R-MgX \text{ (생성 안됨)}$$

(HA- = -OH, -SH, -CO_2H, -NH_2, -C≡CH)

$$HO-CH_2CH_2CH_2-Br \xrightarrow{Mg, \text{ether}} HO-CH_2CH_2CH_2-MgBr \text{ (생성 안됨)}$$

생성 시키기 위해서는
- OH기의 보호과정이 필요

-OH, -NH_2, -SH, -CO_2H 기의 수소원자와 말단 알카인(-C≡C-H)의 수소원자도 강염기인 Grignard 시약이나 유기리튬시약에 의해서 쉽게 탈양성자화가 일어난다. 따라서 용매나 시약자체에 이러한 산성기가 존재하면 안 된다.

2) 친전자성 다중결합과의 부반응

$$CH_3COCH_2CH_2-Br \xrightarrow{Mg, \text{ether}} CH_3COCH_2CH_2-MgBr \text{ (생성 안됨)}$$

생성 시키기 위해서는
- 카보닐기의 보호과정이 필요

Grignard 시약이 강한 친핵체로 작용하여 카보닐기(C=O)의 이중결합에 첨가되는 것을 배웠다. 용매나 Grignard 시약 자체에 어떠한 친전자성 다중결합이 있다면 용매나 시약자체와 이런 반응을 할 것이다. 따라서 용매나 시약자체에 친전자성 다중결합이 있어서는 안 된다. 친전자성을 띠는 다중결합은 C=O, S=O, C=N, N=O등이 있다.

3) 공기 중의 CO_2 와의 부반응

$$R-X \xrightarrow{Mg, \text{ether}} R-MgX \text{ (생성 안됨)} \xrightarrow{CO_2} R-COO^- \ ^+MgX \text{ carboxylate}$$

생성 시키기 위해서는
밀폐된 용기에서 합성해야함

CO_2 역시 Grignard시약에 의해서 첨가반응이 일어나 카복실산을 형성한다. 따라서 Grignard 시약을 이용한 반응을 할 때, 밀폐 된 공간에서 실험을 시행해야 한다.

2. 반응에서 문제점

반응물에 작용기가 2개 이상 있을 때 부반응

산- 염기 반응이 우세하게 일어남
생성 시키기 위해서는 -OH기의 보호과정이 필요

생성 안됨

반응물에 작용기가 2개 이상 있을 때 Grignard시약은 반응성이 더 큰 작용기와 선택적으로 반응한다. 그것이 원하지 않는 부반응이 될 수도 있는데, 그럴 때는 반응성이 큰 작용기를 보호(protecting)하는 방법을 사용해야 한다.

예제

다음 합성은 가능한가? 불가능하다면 그 이유는 무엇인가?

해설

A 반응은 반응물에 -NH기가 존재하기 때문에 불가능한 반응이다.
B 반응은 카보닐기보다 -OH기와 먼저 산-염기 반응이 우세하게 진행되기 때문에 카보닐 탄소를 공격을 하지 못한다. 따라서 불가능한 반응이다.

10.4 | 새로운 C-C 결합이 생성되는 인명 반응

1. Heck reaction

1) 전체 반응

$$R-X + \text{CH}_2=\text{CHZ} \xrightarrow[\text{PR}_3 \text{ or NR}_3]{\text{Pd}^{2+} \text{ catalyst}} R-\text{CH}=\text{CH}-Z \text{ (trans)}$$

α carbon : sp²
(R = vinyl or Ph)   (Z = Ph, COOR, CN)
new C-C bond

간단히   R-X + H-CH=CH-Z
new C-C bond

[Heck 반응의 특징]
입체 화학: 반응물 RX의 입체배열이 생성물에도 동일하게 유지됨 (입체 특이성)

---

2) 반응 메카니즘

$$R-X \xrightarrow{\text{Pd}^{2+}} R-Pd-X \xrightarrow{\text{CH}_2=\text{CHZ}} \underset{Z}{R-Pd-X} \longrightarrow \underset{Z}{\overset{R}{H-C-C-Pd-X}} \xrightarrow{E2} R-\text{CH}=\text{CH}-Z \text{ (trans)}$$

예제

다음 반응의 주생성물 A와 B는 무엇인가?

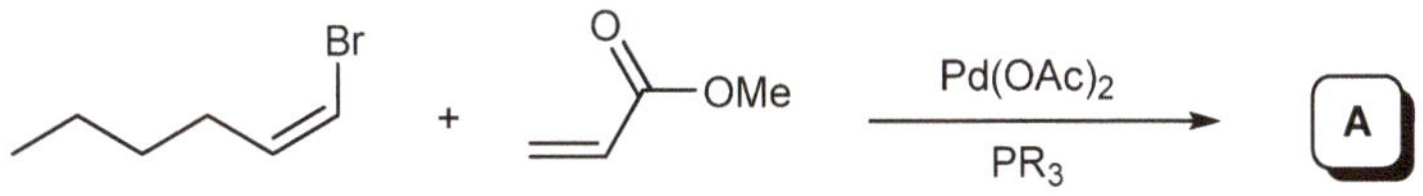

Br
O
OMe
+
Pd(OAc)2
PR3
A

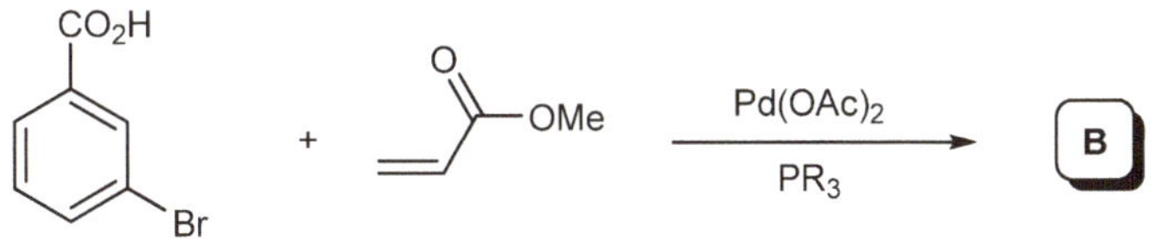

CO2H
Br
+
O
OMe
Pd(OAc)2
PR3
B

해설

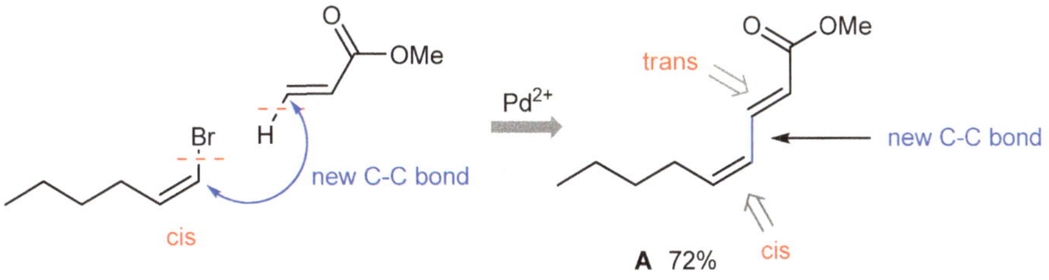

O
OMe
H
Br
new C-C bond
cis
Pd2+
trans
new C-C bond
cis
A 72%

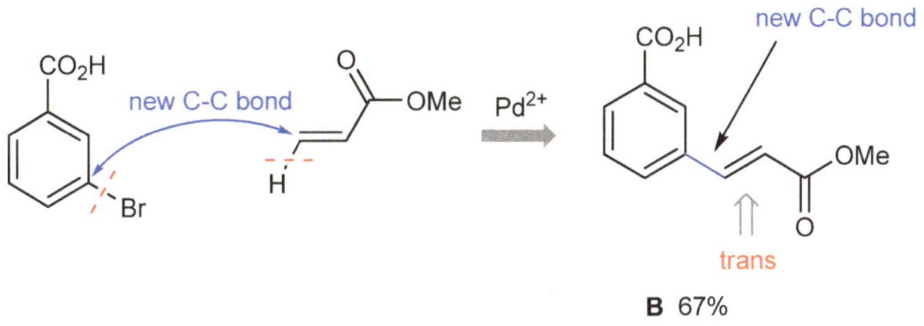

CO2H
new C-C bond
O
OMe
H
Br
Pd2+
CO2H
new C-C bond
OMe
O
trans
B 67%

2. Suzuki reaction

$$R_1-X \ + \ R_2-B\begin{smallmatrix}Y\\Y\end{smallmatrix} \xrightarrow[\text{base}]{\text{Pd catalyst}} R_1-R_2$$

α carbon : sp²   new C-C bond

간단히

new C-C bond

$$R_1\text{-}\vert\text{-}X \ + \ R_2\text{-}\vert\text{-}B\begin{smallmatrix}Y\\Y\end{smallmatrix}$$

[Suzuki 반응의 특징]
입체 화학: 반응물의 입체배열이 생성물에도 동일하게 유지됨 (입체 특이성)

예제

다음 반응의 주생성물 A와 B는 무엇인가?

해설

(A: trans-1-phenyl-1-butene, B: trans-1-phenyl-1-butene)

3. grubbs reaction (alkene 상호교환 반응)

예제

다음 반응의 주생성물 A~C는 무엇인가?

해설

A: trans-알켄 + cis-알켄
B: Z + E
C: 이환식 락톤 (사이클로펜텐 융합)

11

에테르와 에폭사이드 화합물

11.1 | 에테르 화합물의 명명법
11.2 | 에테르 화합물의 물성과 구조적 특징
11.3 | 에테르 화합물의 합성
11.4 | 에테르의 반응
11.5 | 에폭사이드 합성
11.6 | 에폭사이드의 반응
11.7 | 상 이동 촉매(phase-transfer catalyst)

11.1 | 에테르 화합물의 명명법

3장 유기화합물의 명명법 - 3.5

11.2 | 에테르 화합물의 물리적 성질과 구조적 특징

1. 물리적 성질

에테르는 구조상(O-H결합이 없음) 분자 간 수소결합이 불가능하다. 에테르의 분자 간힘은 분산력과 쌍극자-쌍극자 힘이다. 따라서 끓는점, 녹는점과 밀도는 수소결합을 하는 알코올보다는 낮고 비슷한 분자량을 갖는 알케인보다는 높다.

	butane	methoxyethane	propan-1-ol
bp :	0°C	11°C	97°C

에테르의 물리적 성질

이름	구조식	mp (°C)	bp(°C) (1 atm)	밀도 d_4^{20}(g mL^{-1})
Dimethyl ether	CH_3OCH_3	−138	−24.9	0.661
Ethyl methyl ether	$CH_3OCH_2CH_3$		10.8	0.697
Diethyl ether	$CH_3CH_2OCH_2CH_3$	−116	34.6	0.714
Dipropyl ether	$(CH_3CH_2CH_2)_2O$	−122	90.5	0.736
Diisopropyl ether	$(CH_3)_2CHOCH(CH_3)_2$	−86	68	0.725
Dibutyl ether	$(CH_3CH_2CH_2CH_2)_2O$	−97.9	141	0.769
1,2-Dimethoxyethane (DME)	$CH_3OCH_2CH_2OCH_3$	68	83	0.863
Tetrahydrofuran (THF)		−108	65.4	0.888
1,4-Dioxane		11	101	1.033
Anisole (methoxybenzene)		−37.3	158.3	0.994

2. 분자구조와 극성

산소의 혼성 오비탈 = sp³

쌍극자 모멘트 ↑

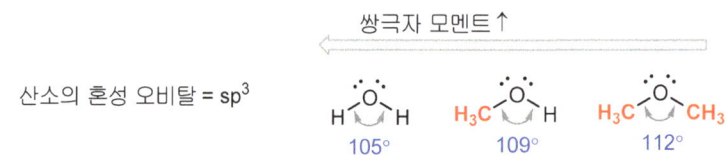

H−O−H 105°   H₃C−O−H 109°   H₃C−O−CH₃ 112°

3. 반응성이 거의 없는 이상적인 유기용매

1) 탄소 수에 따라 극성물질에 대한 용해도는 상대적 차이가 있지만 에테르는 넓은 범위의 극성물질과 비극성물질을 모두 용해가 가능하다. 따라서 유기반응에 대해 이상적인 용매이다. 에테르는 극성 비양성자성 용매로 이온 화합물(salt)이 녹을 때 양이온은 효과적으로 용매화를 하지만 음이온은 아주 약하게 용매화 시킨다.
2) 강한 친핵체, 염기에 대하여 반응성이 없다. 따라서 에테르는 상당히 강한 친핵체나 염기를 시약으로 사용하는 반응에서 비양성자성 용매로 사용된다. (예: Grignard시약 합성 및 반응에서 용매로 사용)
3) 강한 친핵체, 염기뿐만 아니라 에테르는 묽은 산이나 보통 산화-환원제에도 반응하지 않는다. 이렇게 에테르는 극성분자이고 비공유전자쌍이 있으나 반응성은 없는 특이한 성질을 지니고 있다. (유일한 반응은 10.4절에서 다루는 강산과의 반응이다.)

[일반적인 에테르 용매]

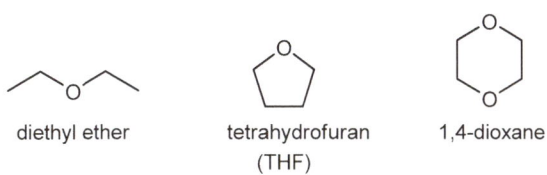

diethyl ether   tetrahydrofuran (THF)   1,4-dioxane

11.3 | 에테르 화합물의 합성

1. 1° RX와 알콕사이드의 S_N2 반응 또는 2° RX, 3° RX와 알코올의 S_N1 반응 (복습)

2. 알켄의 산 촉매 알코올 첨가반응 (복습)

racemate

3. 알코올과 진한 황산의 반응

1) 1차 알코올과 황산의 반응

[메커니즘]

① 대칭적인 에테르를 합성하는 방법으로는 1차 알코올과 황산의 반응을 많이 이용한다. 에탄올은 황산과 반응하면 탈수되어 다이에틸 에테르를 생성한다. 이 반응은 S_N2 메카니즘으로 일어난다.

② 1차 알코올이라도 반응조건에 따라 생성물이 다르다. 온도를 180^0 까지 올리면 제거반응(E2) 생성물인 에틸렌이 생성된다. 따라서 화학반응식에는 반응조건을 꼭 명시해야 한다.

2) 서로 다른 알코올 혼합물과 황산의 반응

[메커니즘]

두 개의 상이한 알킬기를 갖고 있는 알코올 혼합물을 산 존재 하에 섞으면 일반적으로 3개의 혼합물이 만들어진다. 그러나 3차 알코올과 1차 또는 2차 알코올을 혼합하였을 때는 3차 탄소양이온의 안정성으로 인해 3차 탄소양이온이 신속하게 생성되어 하나의 비대칭 에테르를 합성할 수 있다. 반응 메커니즘은 S_N1이다.

[분자내 반응]

예제

다음 반응의 메커니즘을 제시하시오.

해설

4. Williamson ether synthesis

1) 반응 메커니즘

$$R-OH \xrightarrow[\text{② 염기 사용}]{\text{① 알카리 금속 사용}} R-O^- \text{ (alkoxide)} \xrightarrow[\text{(R = CH}_3 \text{ or 1°)}]{R-X \; S_N2} R-O-R \text{ (ether)}$$

① 알카리 금속 사용 (Na, K, Cs)

$$R-OH \xrightarrow{Na} R-O^- Na^+ \text{ (alkoxide)} + 1/2\, H_2 \uparrow$$

② 염기 사용 (NaH, KH, NaNH$_2$, RMgX, RLi)

$$R-OH \xrightarrow{NaH} R-O^- Na^+ \text{ (alkoxide)} + H_2 \uparrow$$

1단계 : 알코올을 반응성이 큰 알카리 금속이나 강한 염기로 처리하여 alkoxide를 얻는다.

2단계 : alkoxide와 RX의 S_N2반응이다.
 S_N2반응이기 때문에 alkoxide는 bulky하지 않아야 하며 기질은 메틸 또는 1차 RX여야 한다.
 만약 2차와 3차 RX를 기질로 사용한다면 E2반응이 일어나서 알켄이 과량으로 생성된다.

[반응의 적용]

1 시클로펜탄올 → 1. NaH / 2. CH$_3$CH$_2$Br → 시클로펜틸 OCH$_2$CH$_3$

2 (CH$_3$)$_2$CHCH$_2$OH → 1. NaNH$_2$ / 2. CH$_3$Br → (CH$_3$)$_2$CHCH$_2$OCH$_3$

3 CH$_3$CH$_2$OH → 1. K / 2. (CH$_3$)$_2$CHBr → 알켄 + CH$_3$CH$_2$OH

4 (CH$_3$)$_3$COH → 1. NaH / 2. CH$_3$CH$_2$CH$_2$Br → 알켄 + (CH$_3$)$_3$COH

합성 계획(역합성법)

시클로펜틸-OCH$_2$CH$_3$
- 방법 1 ⟹ 시클로펜탄올-OH + CH$_3$CH$_2$Br
- 방법 2 ⟹ CH$_3$CH$_2$OH + 시클로펜틸-Br

방법 1: 시클로펜탄올-OH → 1. NaH / 2. CH$_3$CH$_2$Br → 시클로펜틸-OCH$_2$CH$_3$ (S_N2)

방법 2: CH$_3$CH$_2$OH → 1. NaH / 2. 시클로펜틸-Br → 시클로펜텐 + CH$_3$CH$_2$OH (E2) [시클로펜틸-OCH$_2$CH$_3$ 거의 형성 안됨]

2) 분자내 Williamson ether synthesis

분자내 S_N2반응은 분자간 S_N2 반응보다 보통 아주 신속하게 일어난다. 그 이유는 엔트로피 때문이다. 분자간 반응에서는 분자의 개수가 유지되지만(불리한 엔트로피) 분자내 반응에서는 분자의 개수가 증가한다.(유리한 엔트로피) 이 결과는 에너지를 여러 분자에 분산시켜 더욱 열역학적으로 유리한 과정으로 만든다.

[고리형 에테르 형성의 상대적인 반응 속도]

이러한 반응 속도는 분자내 $S_N(1,2)$반응으로 새로운 고리가 형성되는 기타 반응들에도 유사하게 응용될 수 있다.

11.4 | 에테르의 반응

에테르의 산소는 비공유 전자쌍을 가지고 있으므로 염기로 작용할 수 있다. 앞서 설명했듯이 에테르는 반응성이 거의 없다. 하지만 에테르를 강산(HI, HBr, H_2SO_4, TsOH, CF_3COOH)과 같이 가열하면 탄소-산소 결합이 깨지는 에테르 분해(cleavage) 반응이 일어난다. 반응은 알킬기의 종류와 산의 종류에 따라 S_N2, S_N1, E1 으로 진행된다.

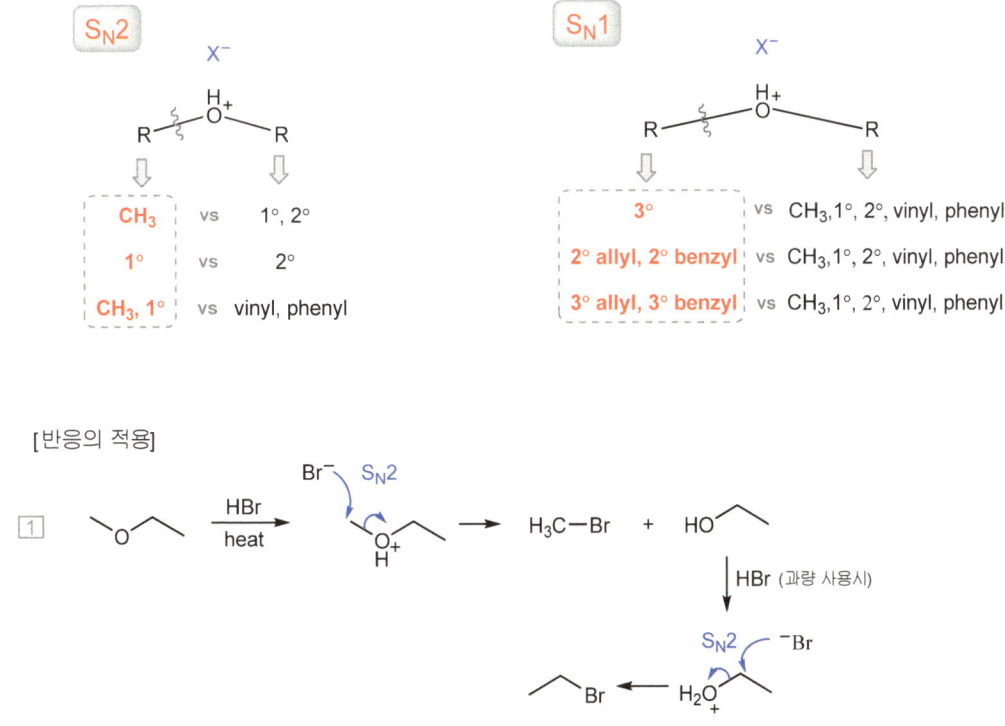

1. HX(X=Br,I)에 의한 에테르 분해(cleavage) 반응

2. 좋은 친핵체를 포함하고 있지 않는 강산에 의한 에테르 분해(cleavage) 반응

E1 HSO_4^-, TsO^-, CF_3COO^-) 친핵성이 거의 없는 짝염기

	vs
3°	CH₃, 1°, 2°, vinyl, phenyl
2° allyl, 2° benzyl	CH₃, 1°, 2°, vinyl, phenyl
3° allyl, 3° benzyl	CH₃, 1°, 2°, vinyl, phenyl

[반응의 적용]

11.5 | 에폭사이드 합성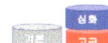

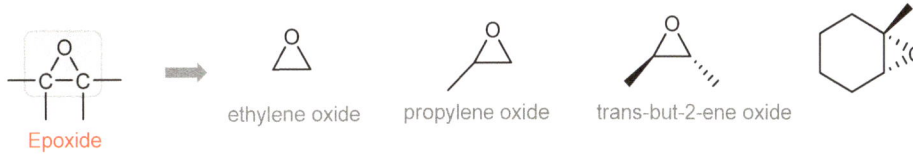

1. 분자내 Williamson ether synthesis(복습)

HO～Br (Bromohydrine) → NaOH → ⁻O～Br (S_N2) → epoxide

2. 과산화산을 이용한 에폭시화반응(epoxidation)
1) 전체 반응

alkene + peroxy acid → epoxide + carboxylic acid (* = ^{18}O)

HCO₃H
CH₃CO₃H

meta-chloroperoxybenzoic acid (m-CPBA)

monomagnesium monoperoxyphthalate (MMPP)

[에폭시화반응의 특징]
1. 입체 화학 : 협동 과정으로 인해 출발물질의 입체 배열이 생성물에도 동일하게 유지됨(입체 특이성)
2. 알켄에 따른 반응성(알켄의 친핵성 고려!) : 1치환 알켄 < 2치환 알켄 < 3치환 알켄 < 4치환 알켄

2) 반응 메커니즘

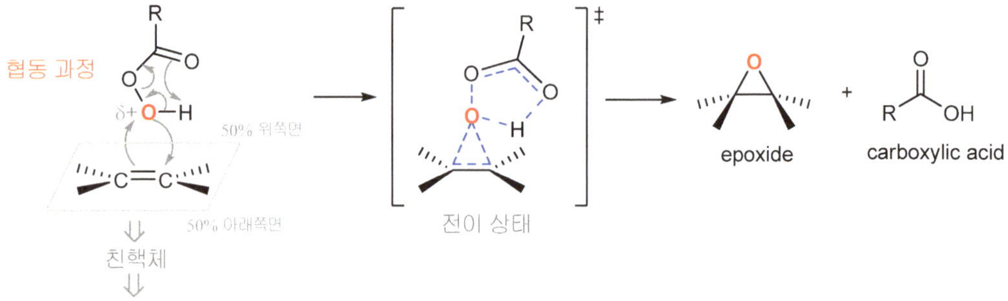

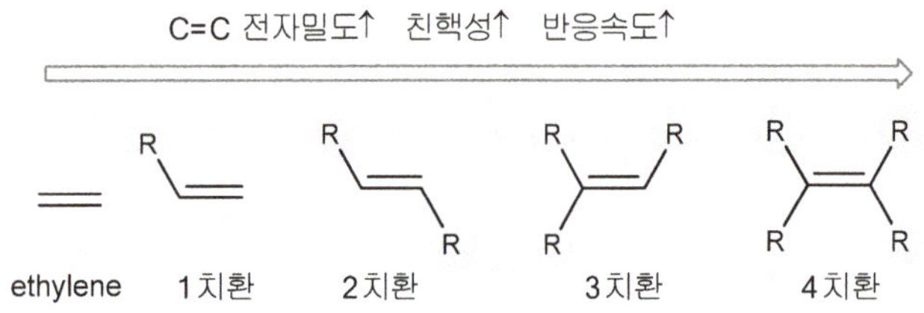

C=C 전자밀도↑ 친핵성↑ 반응속도↑

ethylene 1치환 2치환 3치환 4치환

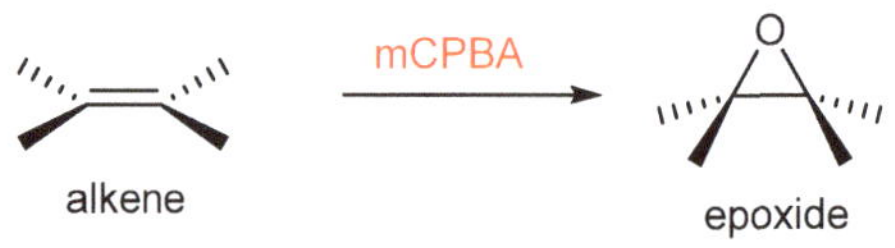

alkene :		Me	Me Me	Me Me Me	Me Me Me Me
	0치환	1치환	2치환	3치환	4치환
상대 속도 :	1	24	500	6500	>6500

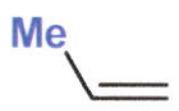

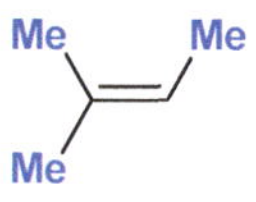

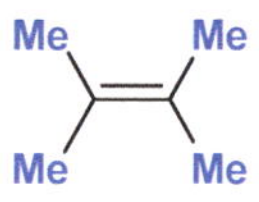

3) 반응의 적용

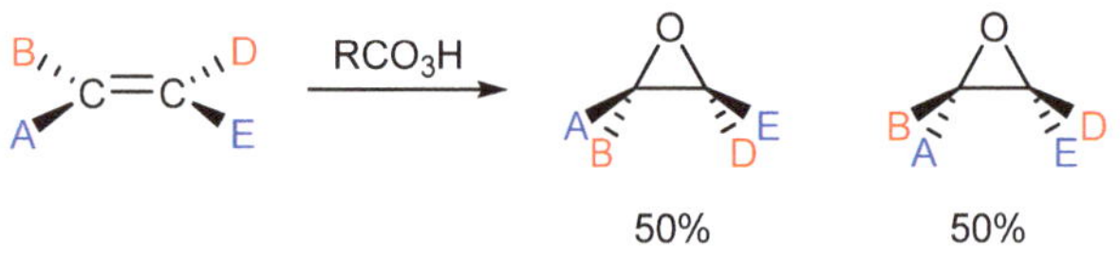

① cis → MMPP → cis epoxide (meso compound)

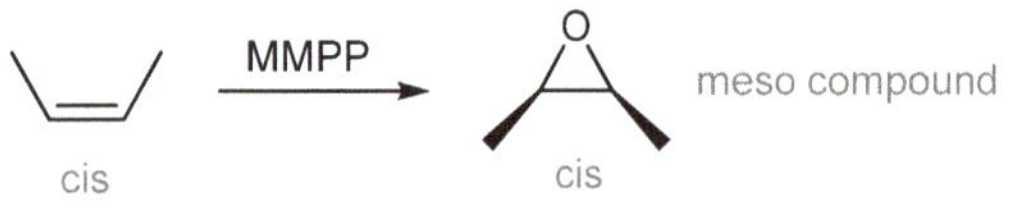

② trans → m-CPBA → trans + trans (racemate)

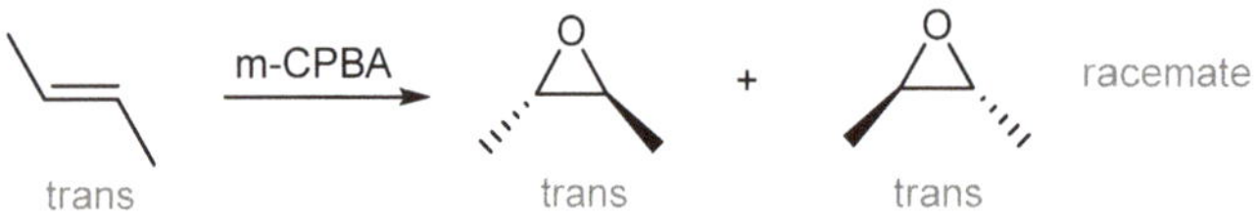

3. sharpless epoxidation (거울상 선택적 합성법)

4. 에폭사이드를 합성할 수 있는 2 가지 방법 정리

5. 할로하이드린으로부터 에폭사이드 합성에서 입체화학

S_N2 반응에서 친핵체는 이탈기 정반대편으로 공격(backside attack)을 한다. 위와 같은 분자내 S_N2 반응에서는 친핵체와 이탈기가 안티(anti) 형태를 취해야 정반대편으로 공격을 할 수 있다. 만약 이탈기와 친핵체가 신(syn) 형태를 취한다면 반응은 일어나지 않거나 아주 느리게 일어난다.

11.6 | 에폭사이드의 반응

[에폭사이드의 반응성]

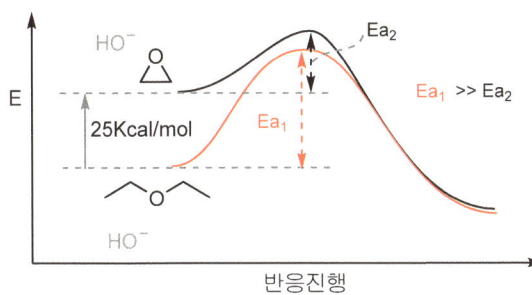

보통의 에테르(ROR)는 반응성이 거의 없지만 에폭사이드는 3원자 고리가 갖는 ring strain이 매우 크기 때문에 반응성이 크다. 따라서 친핵체에 의한 고리 열림 반응이 잘 일어난다.

1. 에폭사이드의 고리 열림 반응

[에폭사이드 고리 열림 반응의 특징]
① 에폭사이드의 고리 열림 반응은 일반적으로 친핵체에 의한 S_N2 반응이다.
② 친핵체의 첨가는 anti-addition이다.(산소원자 반대편으로 공격하기 때문)

2. 비대칭적인 에폭사이드의 고리 열림 반응에서 선택성

1) 염기성(친핵성) 고리 열림 반응에서의 선택성
  ① 위치 선택성 : H가 많은 쪽 탄소에 친핵체 첨가
  ② 입체 선택성 : anti-addition

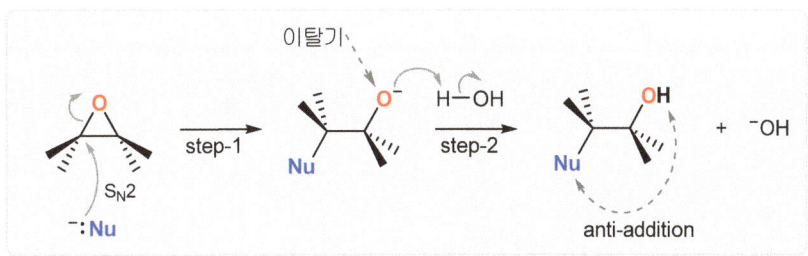

2) 산성 고리 열림 반응에서의 선택성
   ① 위치 선택성 : 일반적으로 R기가 많은 쪽 탄소에 친핵체 첨가
   ② 입체 선택성 : anti-addition

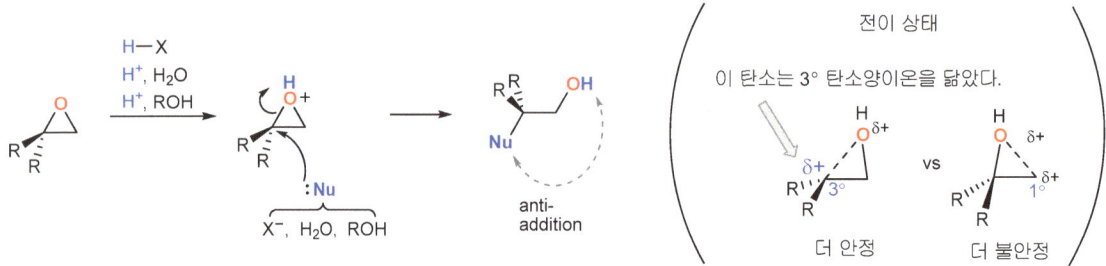

예외) HX와의 반응에서 3차 탄소가 없는 경우

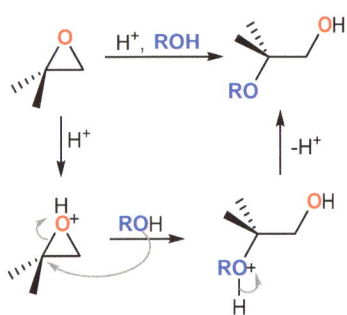

3) 반응의 적용
   ① 알코올과의 반응

   산 촉매에서   염기촉매에서

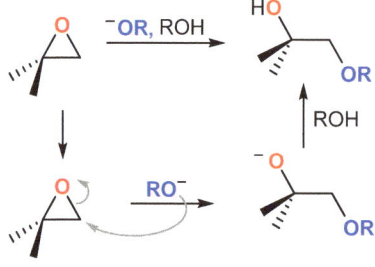

   ② H_2O 와의 반응

   산 촉매에서   염기촉매에서

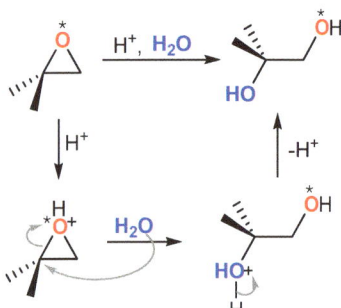

산, 염기 촉매 하에서 위의 알코올 첨가와 똑같은 메카니즘으로 인해 trans-1,2-diol이 생성된다. 이렇게 2개의 -OH를 이웃한 탄소에 반대방향으로 첨가 시키는 하이드록실화 반응을 anti-hydroxylation 반응이라고 부른다.

③ 할로젠화 수소와의 반응

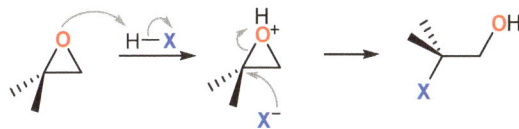

④ NH₃ 와의 반응

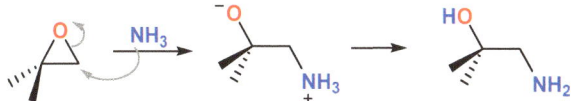

⑤ Grignard시약 또는 유기금속 시약과의 반응

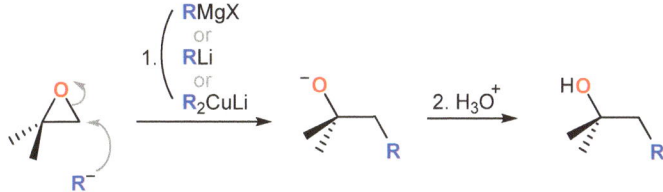

이 방법은 탄소수를 늘릴 수 있는 유용한 방법이다.

⑥ 수소화물 시약(hydride reagent)과의 반응

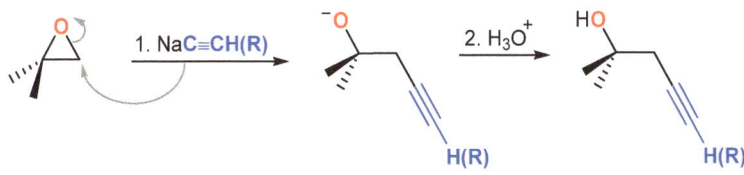

⑦ 아세틸렌화 이온과의 반응

이 방법 역시 탄소수를 늘릴 수 있는 유용한 방법이다.

예제

다음 반응의 주생성물 A~D는 무엇인가?

정답

A, B, C, D

3. 에폭사이드의 고리 열림 반응에서 입체화학 보충

* axial attack * trans-diaxial major

equatorial attack trans-diequatorial minor

enantiomers

(형태에서는 정반대 ∴ 라세미 혼합물)

예제

다음 반응의 주생성물 A는 무엇인가?

Et ⟶ (epoxide) $\xrightarrow{\text{NaOEt, EtOH}}$ A

해설

Et ⟶ (epoxide) $\xrightarrow{\text{NaOEt, EtOH}}$ A (Et, OH, OEt trans)

equatorial attack / axial attack ⟶ trans-diaxial ⇌ (ring flip) $\xrightarrow{\text{EtOH}}$ A

2. 기타 고리 열림 반응에서 입체화학

에폭사이드의 고리 열림 반응이 아닌 친핵체에 의한 다른 삼원자 고리 열림 반응들에도 동일하게 적용할 수 있다.

예제

다음 반응의 주생성물 A는 무엇인가?

해설

11.7 | 상 이동 촉매(phase-transfer catalyst)

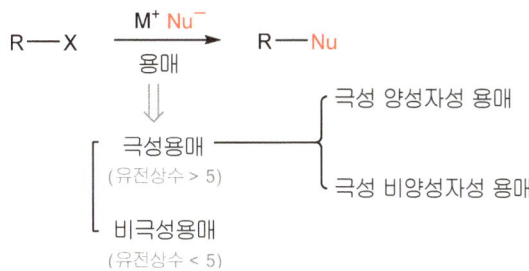

친핵성 치환반응에 대한 용매 효과를 다룰 때 이온성 화합물을 이용한 S_N2반응은 DMSO나 DMF같은 극성 비양성자성 용매에서 반응이 더욱 빨리 일어난다는 것을 배웠다. 그 이유는 이런 용매에서는 음이온 친핵체가 약하게 용매화되어 친핵성이 커지기 때문이다.

사실상 친핵성의 크기를 가장 크게 할 수 있는 용매는 비극성 용매이다. 하지만 비극성 용매는 이온성 화합물을 녹일 수 없기 때문에 사용할 수 없었다. 그러나 상이동 촉매작용이라고 부르는 방법이 개발됨에 따라 이러한 비극성 용매에 이온성 화합물을 녹여 원하는 반응을 빠르게 진행 시킬 수 있게 되었다. 또한 상이동 촉매를 사용하면 반응 속도를 증가 시킬 뿐만 아니라 반응 후 끓는점이 낮은 비극성 용매를 분별 증류로 제거하기 쉽다는 장점도 있다.

1. 상이동 촉매로서 크라운 에테르

1) 에테르는 일반적으로 극성 용매에도 잘 녹고 비극성 유기용매도 잘 녹는다.

2) 에테르 중에 크라운 에테르라고 불리는 화합물은 상전이 촉매이다.

3) 크라운 에테르(host)는 이온성 화합물의 양이온(guest)과 강한 상호 작용으로 복합체를 형성하여 이온성 화합물을 비극성 용매로 이동시킬 수 있다.

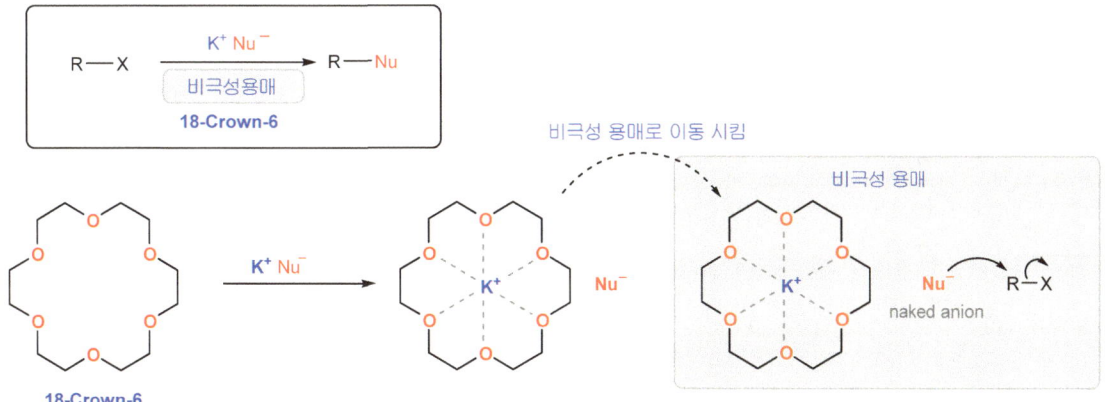

4) 18-Crown-6는 K⁺ 이온이 들어가기에 구멍의 크기가 꼭 알맞고 여섯 개의 산소원자가 전자쌍을 중앙에 있는 이온에 잘 줄 수 있도록 놓여져 있기 때문에 K⁺ 이온과 아주 효과적으로 배위한다.
   KH, KCN, CH₃CO₂K, KMnO₄ 등과 같은 염은 18-Crown-6를 사용하면 비극성 용매로 전달된다.

5) 크기가 다른 크라운 에테르는 다른 크기의 금속 양이온과 배위할 수 있다. 따라서 그러한 금속 양이온을 포함하는 염은 배위할 수 있는 적당한 크라운 에테르를 사용하면 비극성 용매로 전달된다.

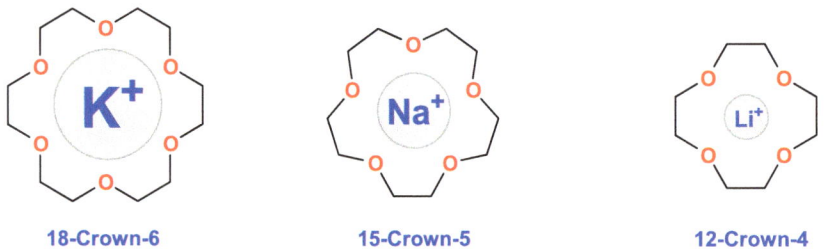

18-Crown-6 15-Crown-5 12-Crown-4

18- Crown- 6 → K⁺과 배위 → 따라서 K⁺를 포함하는 염을 효과적으로 비극성 용매로 이동시킴
15- Crown- 5 → Na⁺과 배위 → 따라서 Na⁺를 포함하는 염을 효과적으로 비극성 용매로 이동시킴
12- Crown- 4 → Li⁺과 배위 → 따라서 Li⁺를 포함하는 염을 효과적으로 비극성 용매로 이동시킴

6) 크라운 에테르를 상이동 촉매로 사용한 반응의 예

$$\text{CH}_3\text{CH}_2\text{CH}_2\text{CH}_2\text{Br} \xrightarrow[\text{18-Crown-6}]{\text{KCN, benzene}} \text{CH}_3\text{CH}_2\text{CH}_2\text{CH}_2\text{CN} + \text{KBr}$$

$$\text{PhCH}_2\text{Cl} \xrightarrow[\text{15-Crown-5}]{\text{NaF, benzene}} \text{PhCH}_2\text{F} + \text{NaCl}$$

12

알코올류 화합물

12.1 | 알코올의 분류
12.2 | 알코올류 화합물의 명명법
12.3 | 알코올 화합물의 물리적 성질
12.4 | 알코올류 화합물의 산성도
12.5 | 알코올의 합성 복습
12.6 | 카보닐화합물의 환원반응을 통한 알콜의 합성
12.7 | 유기금속 시약을 이용한 알코올의 합성
12.8 | 알코올의 산화반응
12.9 | 알코올의 산 촉매 탈수반응
12.10 | 알코올과 HX의 반응
12.11 | 알코올로부터 RX을 합성하는 다른 방법들
12.12 | 알코올의 토실화 와 메실화
12.13 | E2 메커니즘에 의한 탈수반응
12.14 | 피나콜(pinacol) 자리옮김반응
12.15 | 알코올 작용기의 보호(Protection)
12.16 | 페놀의 합성
12.17 | 페놀의 반응
12.18 | 싸이올과 설파이드 화합물

12.1 | 알코올의 분류

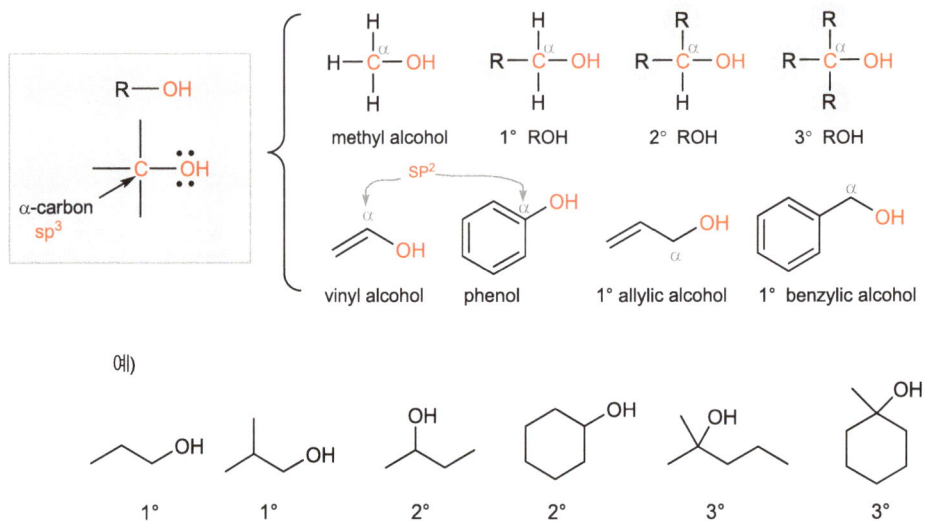

12.2 | 알코올류 화합물의 명명법

> 3장 유기화합물의 명명법 - 3.6

12.3 | 알코올 화합물의 물리적 성질

1. 알코올의 끓는점

1) 다른 작용기 화합물과 끓는점 비교
알코올의 끓는점, 녹는점은 분자량이 비슷한 에테르나 탄화수소 화합물보다 훨씬 더 높다. 이것은 알코올 분자가 수소결합을 하고 있기 때문이다. 수소결합은 공유결합보다는 약하지만 분산력이나 쌍극자-쌍극자 인력보다는 훨씬 강한 분자간 인력이다.

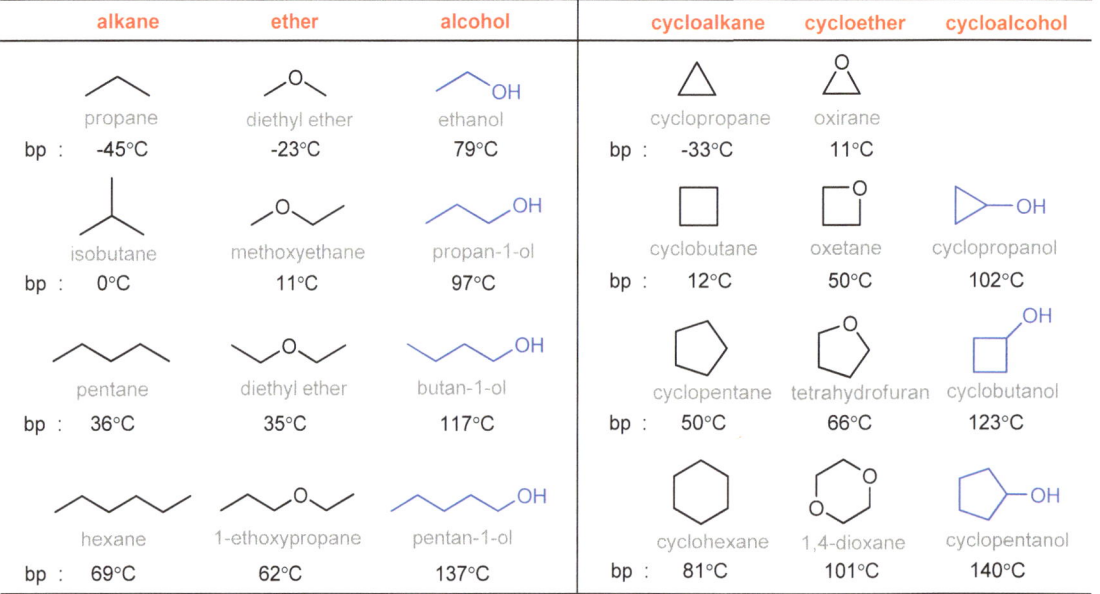

2) 알코올의 차수에 따른 끓는점 비교

모든 알코올은 수소결합을 할 수 있지만 몇 차 알코올인가에 따라 그 세기가 조금 차이가 난다. 알킬기의 입체장애는 수소결합 세기를 감소시킨다. 따라서 1차 알코올이 가장 강하게 수소결합을 하는 반면에 3차 알코올은 가장 약한 수소결합을 한다. 따라서 비슷한 분자량을 갖는 알코올의 끓는점은 3차 < 2차 < 1차 알코올 순이다.

	2-methylpropan-2-ol	butan-2-ol	butan-1-ol
bp :	83°C	98°C	117°C

2. 알코올의 물에 대한 용해도

1) 알킬기가 길수록 알코올의 친수성(hydrophilic)성질을 작게 하고 비극성 유기용매에서의 용해도를 증가시킨다. 탄소수가 3개가 있는 알코올까지는 물에 거의 무한대로 용해된다. 하지만 4개(뷰탄올)부터는 물에 용해되기 어렵다.
2) phenol과 cyclohexanol은 탄소가 6개인 알코올 중에서 드물게 조금은 가용성인데, 그 이유는 구조가 넓게 펼쳐져있지 않고 밀집된 형태로 있기 때문이다.
3) 분자량이 작은 알코올, 특히 메탄올과 에탄올은 극성화합물과 염의 아주 좋은 용매가 된다. 그러므로 치환반응에서 이러한 알코올은 좋은 극성 양성자성 용매(polar protic solvent)가 된다.

12.4 | 알코올류 화합물의 산성도

1. 알코올의 산성도

1) 일반적인 알코올의 산성도

2) 유발효과가 알코올의 산성도에 미치는 영향

$R-OH$ 산성도 증가, pK_a 감소 → $EWG-R-OH$ (EWG의 종류, 거리, 개수로 유발효과로 인한 짝염기의 안정도 판단)
$pK_a = 16~18$

CH_3CH_2OH $pK_a = 16$ F_3C-CH_2-OH $pK_a = 14.6$ (실제로는 CF_3CH_2OH 형태) F_3C-CH_2-OH $pK_a = 12.4$ $(F_3C)_3C-OH$ $pK_a = 5.4$

2. 페놀과 페놀 유도체의 산성도

1) 일반적인 페놀의 산성도

phenol ($pK_a = 10$) ⇌ phenoxide (공명 안정화된 짝염기)

2) 페놀 유도체의 산성도

[p-nitrophenol의 산성도]

강 EWG : NO_2, $pK_a = 7.2$

추가적인 공명 구조 가능

① p-nitrophenol의 산성도는 페놀보다 높다. 그 이유는 phenoxide는 ortho와 para위치에 음전하를 갖는 공명구조가 있는데 만약 ortho와 para위치에 나이트로기가 치환되어 있다면 그 음전하가 nitro 기에 까지 비편재화가 일어나서 추가적인 공명안정화 효과가 생기기 때문이다.
② ortho와 para위치에 nitro 기가 많을수록 공명안정화 효과는 더욱 커지게 된다.
③ 만약 nitro 기가 meta 위치에 치환되면 유발효과는 있지만 추가적인 공명안정화 효과는 거의 없다.
④ 페놀에 nitro 기가 치환되는 경우는 산성도가 증가하지만 어떠한 치환기가 치환되느냐에 따라 산성도는 감소할 수도 있다. 짝염기를 안정화 시킬 수 있는 EWG의 존재는 페놀의 산성도를 증가시키고 반대로 EDG는 짝염기를 더욱 불안정하게 하므로 산성도는 감소한다.

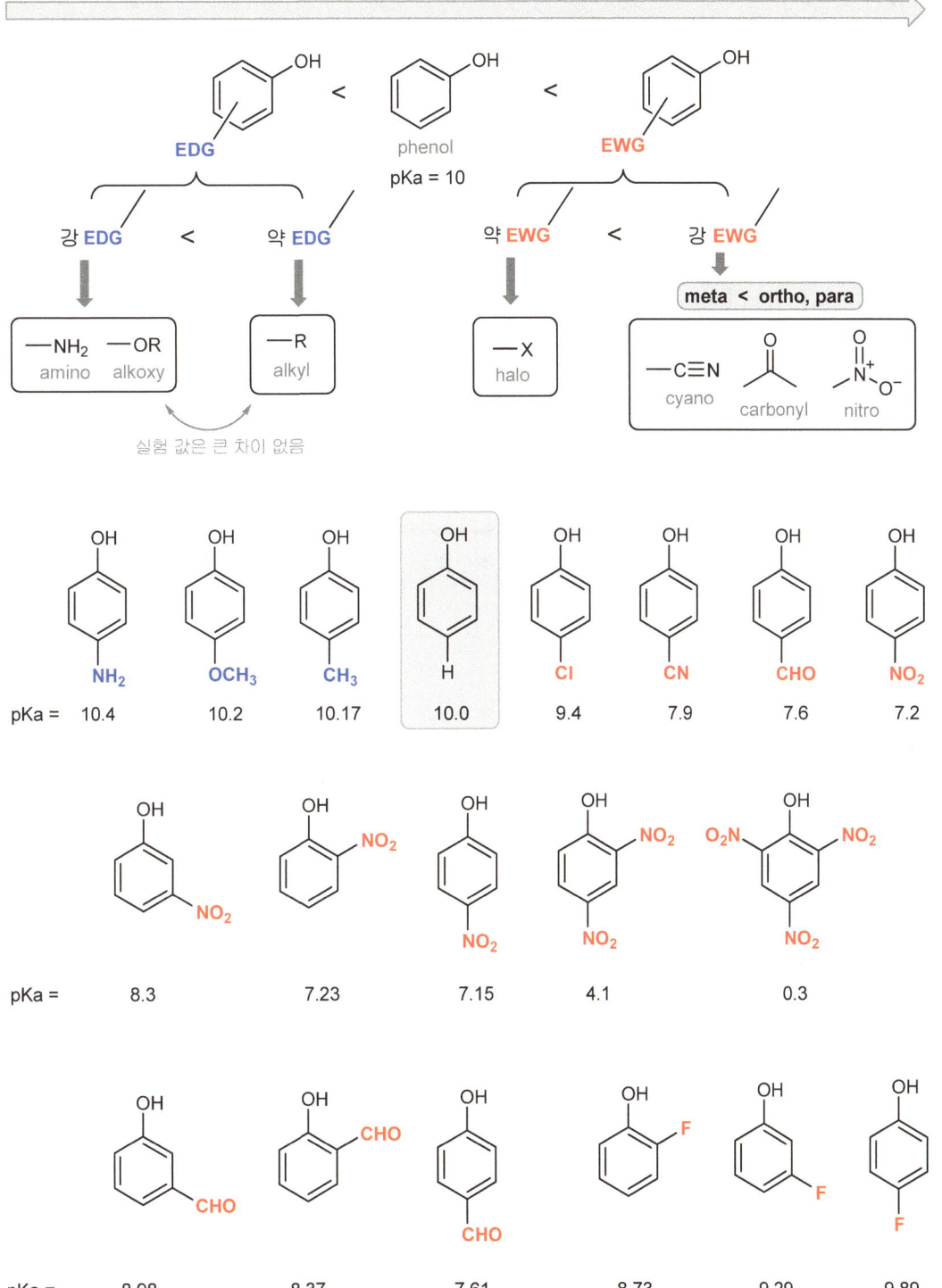

3. 벤조산과 벤조산 유도체의 산성도

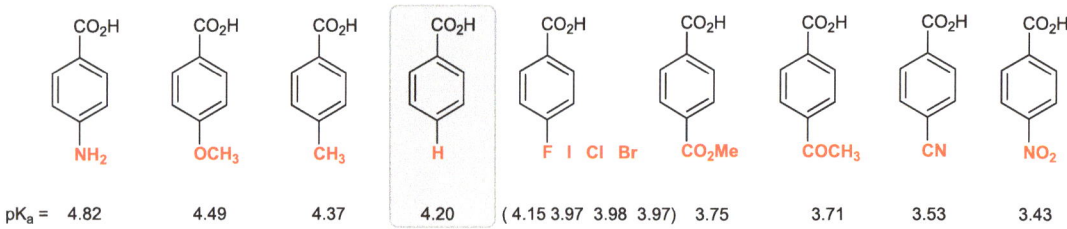

pKa =	4.82 (NH₂)	4.49 (OCH₃)	4.37 (CH₃)	4.20 (H)	(4.15 F, 3.97 I, 3.98 Cl, 3.97 Br)	3.75 (CO₂Me)	3.71 (COCH₃)	3.53 (CN)	3.43 (NO₂)

para 치환 벤조산

4.20 (NH₂)	4.09 (OCH₃)	4.26 (CH₃)	4.20 (H)	(3.86 F, 3.85 I, 3.83 Cl, 3.80 Br)	3.87 (CO₂Me)	3.83 (COCH₃)	3.58 (CN)	3.47 (NO₂)	

meta 치환 벤조산

pKa = 2.98 (o-OH)	4.08 (m-OH)	4.20 (H)	4.58 (p-OH)

[ortho 이성질체의 산성도 : ortho effect]

pKa = 2.17 (o-NO₂)	3.43 (p-NO₂)	1.60 (2,6-diCl)	3.50 (3,5-diCl)	3.24 (2,6-diMe)	4.33 (3,5-diMe)

4. 싸이올의 산성도

싸이올과 알코올의 산성도 차이는 원소효과로 설명할 수 있다.

$$R-OH < R-SH$$
alcohol   thiol
$pK_a = 16\sim18$ $pK_a = 10\sim12$

phenol $pK_a = 10$ < thiophenol $pK_a = 7.8$

[산-염기 평형의 예측]

$$\text{EtSH} + \text{EtO}^- \underset{}{\overset{k_{eq} > 1}{\rightleftharpoons}} \text{EtS}^- + \text{EtOH}$$

$pK_a = 10.5$ → $pK_a = 16$

예제

다음 화합물들의 산성도 크기를 부등호로 비교하시오.

(1) 4-Cl-C₆H₄-OH □ 4-O₂N-C₆H₄-OH

(2) 4-MeO-C₆H₄-OH □ 4-CHO-C₆H₄-OH

(3) PhCH₂OH □ 4-Me-C₆H₄-OH

(4) CH₃CH₂COOH □ CH₂=CHCOOH □ HC≡CCOOH

(5) 2,4-dinitrophenol □ 2,5-dinitrophenol

정답 (1) >, (2) <, (3) <, (4) <, <, (5) >

12.5 | 알코올의 합성 복습

1. 알켄의 수화반응

2. RX의 치환반응

1) CH_3, $1°$ RX와 ^-OH의 S_N2 반응

   (2°, 3° RX는 제거반응이 우세!)

2) $2°$, $3°$ RX와 H_2O의 S_N1 반응

3. 알켄의 산화반응(하이드록실화 반응)

12.6 | 카보닐 화합물의 환원반응을 통한 알코올의 합성

1. 알코올의 산화와 카보닐 화합물의 환원

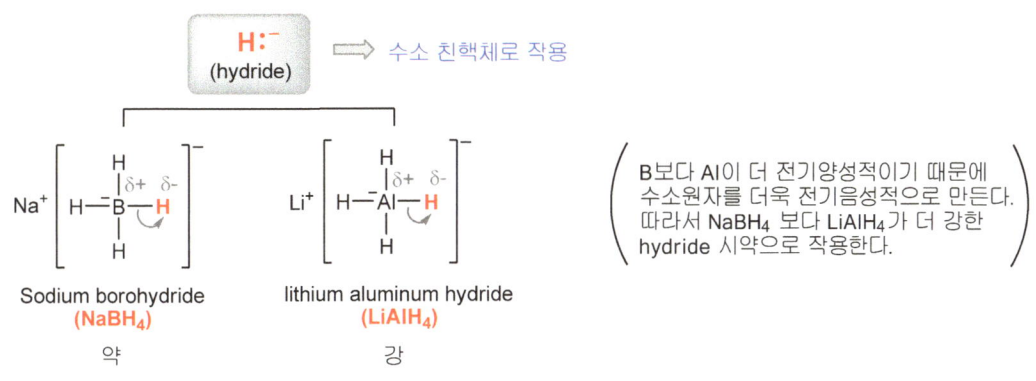

2. 일반적인 환원제

1) 수소화물 시약(hydride reagent)

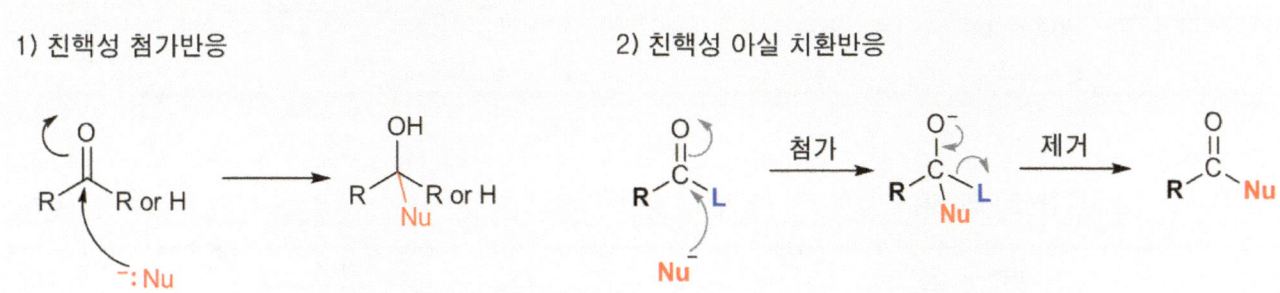

2) 금속 촉매 수소첨가 : H_2 / 금속 촉매(Pt or Pd or Ni or Ru)

3. 카보닐 화합물의 일반적인 반응 형태와 반응성

1) 친핵성 첨가반응

2) 친핵성 아실 치환반응

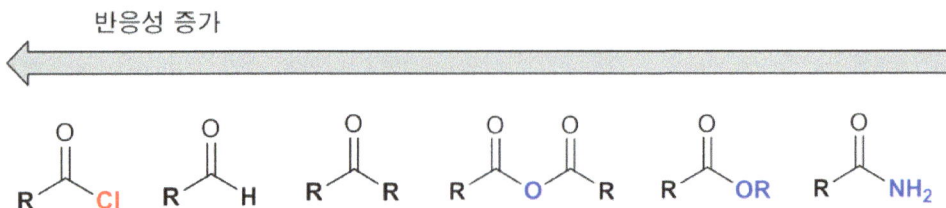

4. 수소화물 시약(hydride reagent)을 이용한 카보닐 화합물의 환원

1) 케톤이나 알데하이드의 환원

[반응 메커니즘]

① 알데하이드나 케톤에 NaBH₄ 또는 LiAlH₄ (약어로 LAH)을 반응시키면 수소음이온(H⁻)이 친핵성 첨가되어 1° 또는 2° 알코올로 환원된다.
② LiAlH₄는 더욱 강력한 환원제이기 때문에 물이나 알코올 같은 용매와 산-염기 반응을 하여 수소가스를 발생시킨다. 따라서 LiAlH₄는 에테르 같이 반응을 일으키지 않는 용매를 사용하여야 하며, 반응 후 독립된 물 첨가 또는 산성수용액의 첨가가 필요하다.
③ NaBH₄, LiAlH₄ 시약은 hydride로 작용할 수 있는 H가 각각 4개씩 지니고 있다. 따라서 시약 1몰 당 hydride 4몰까지 반응에 참여할 수 있다.

2) 카복실산(또는 그 유도체)의 환원

[반응 메커니즘]

친핵성 아실 치환반응   친핵성 첨가반응

3) 반응의 적용

예제

다음 반응의 주생성물 A와 B는 무엇인가?

해설

[hydride 시약의 반응 정리]

NaBH$_4$ 약
LiAlH$_4$ 강

⇒ H:⁻ (hydride) + E⁺ (친전자체)

수소 친핵체로 작용

가능한 시약	LiAlH$_4$	LiAlH$_4$	NaBH$_4$ LiAlH$_4$	NaBH$_4$ LiAlH$_4$	LiAlH$_4$
친전자체	H⁻ R—X ⇒ CH$_3$, 1°, 2°	H⁻ (epoxide)	R—C(=O)—R or H	R—C(=O)—Cl	R—C(=O)—L (OH or OR, OCOR)
반응 형태	S$_N$2	S$_N$2	친핵성 첨가반응	1. 친핵성 아실 치환반응 2. 친핵성 첨가반응	1. 친핵성 아실 치환반응 2. 친핵성 첨가반응

12.7 | 유기금속 시약을 이용한 알코올의 합성

1. 케톤, 알데하이드와 유기금속 시약의 반응

[반응 메커니즘]

Grignard시약(RMgX)과 유기리튬시약(RLi)은 탄소음이온(R^-)으로 작용하기 때문에 강한 친핵체이다. 따라서 카보닐기 화합물에 대하여 탄소친핵체로 작용한다. 케톤이나 알데하이드와 반응 시 알코올($1°$, $2°$, $3°$)을 형성한다.

2. 에스터, 염화 아실과 유기금속 시약의 반응

[반응 메커니즘]

에스터와 염화 아실은 Grignard시약(또는 유기리튬시약) 2당량과 반응하여 $3°$ 알코올을 생성한다. 이때 -OR과 -Cl은 이탈기로 작용한다.

3. 반응의 적용

12.8 | 알코올의 산화반응

1. 일반적인 산화제

1) H_2CrO_4 (크롬산) 시약

① $Na_2Cr_2O_7$, $H_2SO_4(aq)$
② $K_2Cr_2O_7$, $H_2SO_4(aq)$
③ CrO_3 + acetone, $H_2SO_4(aq)$
⟹ H_2CrO_4 (chromic acid)

2) $KMnO_4$ (과망간산포타슘)

3) 뜨겁고 진한 HNO_3 (질산)

2. 1° 알코올의 산화

1° ROH $\xrightarrow{H_2CrO_4}$ [aldehyde] $\xrightarrow{H_2CrO_4}$ carboxylic acid

H_2CrO_4 시약과 같은 일반적인 산화제를 사용했을 때 1° 알코올은 2개의 알파수소가 존재하기 때문에 두 번의 산화반응이 진행되어 최종적으로 카복실산을 얻을 수 있다. 반응은 알데히드에서 멈출 수 없다.

3. 1° 알코올을 알데히드까지만 산화시킬 수 있는 부분 산화제

1° ROH $\xrightarrow[CH_2Cl_2]{PCC}$ aldehyde

PCC의 제법 : PCC는 pyridine에 HCl를 녹인 후 CrO_3에 넣어서 만든다.

pyridine + H–Cl → pyridinium salt → pyridinium chlorochromate (PCC)

일반적인 강한 산화제를 사용했을 때 1° 알코올로부터 알데히드만을 얻는 것은 매우 어렵다. 따라서 1° 알코올을 이용하여 알데히드를 얻기 위해서는 특별한 산화제를 사용해야한다. 좋은 산화제로는 pyridinium chlorochromate(PCC)가 있다. 용매는 물이 아닌 CH_2Cl_2를 사용한다.

4. 2° 알코올의 산화

$$\underset{\text{2° ROH}}{\overset{\overset{\displaystyle OH}{|}}{R-\underset{\underset{\displaystyle H}{|}}{\overset{\alpha}{C}}-R}} \xrightarrow[\text{PCC / CH}_2\text{Cl}_2]{\text{H}_2\text{CrO}_4 \text{ or}} \underset{\text{ketone}}{R-\overset{\overset{\displaystyle O}{\|}}{C}-R}$$

2° 알코올은 1개의 알파수소를 갖기 때문에 한 번의 산화반응만 진행되어 케톤으로 산화될 수 있다. 케톤은 알파수소가 존재하지 않기 때문에 더 이상 산화될 수 없다. 어떤 산화제를 사용해도 산화가 가능하지만 주로 온화한 산화제인 크롬산 시약이나 PCC를 사용한다.

5. 3° 알코올의 산화

3° ROH $\xrightarrow{\text{H}_2\text{CrO}_4}$ ✗

3° 알코올은 알파수소가 없기 때문에 어떤 산화제를 사용하여도 산화될 수 없다.

6. 크롬산 시약의 산화 메커니즘

[크롬산 시약에 의한 1° ROH → carboxylic acid 산화 메커니즘: 1° ROH → chromic acid 중간체 → E2 → aldehyde → 물의 친핵성 첨가 → 수화물 → chromic acid 중간체 → E2 → carboxylic acid]

7. PCC이외의 부분 산화제

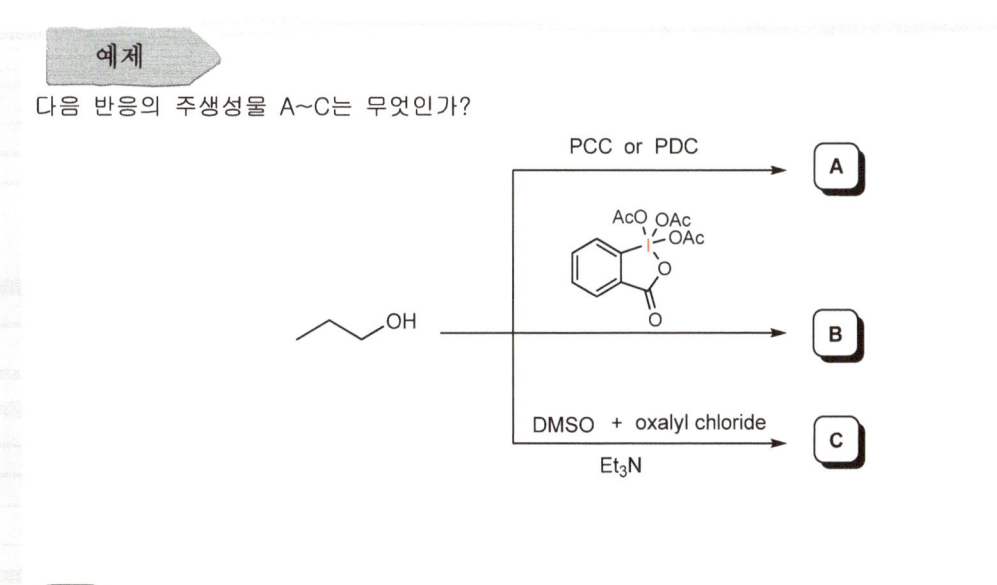

예제

다음 반응의 주생성물 A~C는 무엇인가?

해설

A, B, C = propanal (CH₃CH₂CHO)

8. 크롬산 시험(chromic acid test)

산화 반응 과정에서 크로뮴은 Cr^{6+} 에서 Cr^{3+} 로 환원된다. Cr^{6+} 의 수용액은 오렌지색인 반면 Cr^{3+} 수용액은 푸른색이다. 이 색의 변화로 산화가 가능한 알코올의 존재 여부를 시험하는 데 사용될 수 있다. 1차와 2차 알코올은 산화반응을 하므로 색의 변화가 관찰되지만 3차 알코올은 산화반응을 하지 않으므로 색의 변화가 관찰되지 않는다.

9. 반응의 적용

예제

다음 반응식에서 A~C 화합물에 대한 설명의 진위 여부를 O,X로 표시하시오.

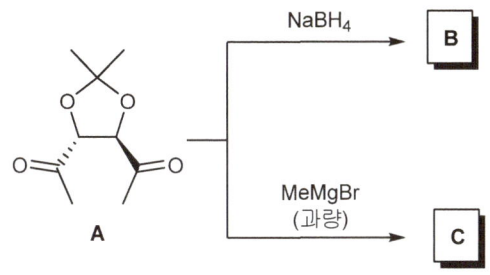

1) A의 불포화도는 3이다. (O,X)
2) B에는 OH 기가 2개 존재한다. (O,X)
3) C는 카이랄(chiral) 화합물이다. (O,X)

해설

A
고리 1개
이중결합 2개
∴ 불포화도 =3
A의 불포화도는 3이다.(O)

B에는 OH 기가 2개 존재한다.(O)

서로 겹치지 않음

C
→ 어떠한 대칭요소도 없음
C는 카이랄(chiral) 화합물이다.(O)

C의 거울상

12.9 | 알코올의 산 촉매 탈수반응

1. 전체 반응

$H^+ = H_2SO_4, TsOH, H_3PO_4$

알코올은 진한 산 존재하에서 탈수되어 알켄으로 변환된다. 전체반응은 제거반응이고 산 촉매 수화반응의 역반응이다. 이 변환에서 일반적으로 많이 사용되는 강산은 H_2SO_4, TsOH, H_3PO_4 이다.

[알코올의 산 촉매 탈수반응의 특징]
1. 보통 E1 메커니즘으로 잘 일어남
2. 알코올 차수에 따른 반응 속도와 메커니즘

$$\text{Rate}: \underline{3° \text{ROH}(약60°C) > 2° \text{ROH}(약100°C)} > \underline{1° \text{ROH}(약180°C)}$$
$$\qquad\qquad\qquad\qquad\quad \text{E1} \qquad\qquad\qquad\qquad\qquad \text{E2 or E1}$$

3. 탄소양이온의 자리 옮김이 일어날 수 있음
4. 위치 선택성 : Sayzeff 규칙

2. 반응 메커니즘

1) 3°, 2° 알코올 → E1

2) 1° 알코올 → E2 or E1

1° 알코올은 보통 E2 반응이 일어나지만 자리 옮김이 가능한 구조(베타 탄소가 2° 이상)에서는 자리 옮김을 통한 E1 반응도 일어날 수 있다.

3. 반응의 적용

①

② 자리 옮김 생성물

3 반응 속도 비교

4. 르샤르틀리에 원리에 따른 평형의 조절

알코올의 탈수반응(정반응)과 알켄의 산 촉매 수화반응(역반응)은 가역적이므로 르샤르틀리에의 원리에 따라 평형을 조절할 수 있다. 평형을 오른쪽으로 옮기려면 생성물(알켄, 물)의 농도를 줄이면 된다. 농도를 줄이는 방법으로 증류법이나 탈수제를 가하여 생성물을 없애는 방법을 사용한다. 열을 가해 끓이면 혼합물 중 끓는점이 알코올보다 낮은 알켄이 증류되고, 탈수제를 첨가하면 물이 제거된다.

예제

다음 반응식에서 주생성물 A와 B는 무엇인가?

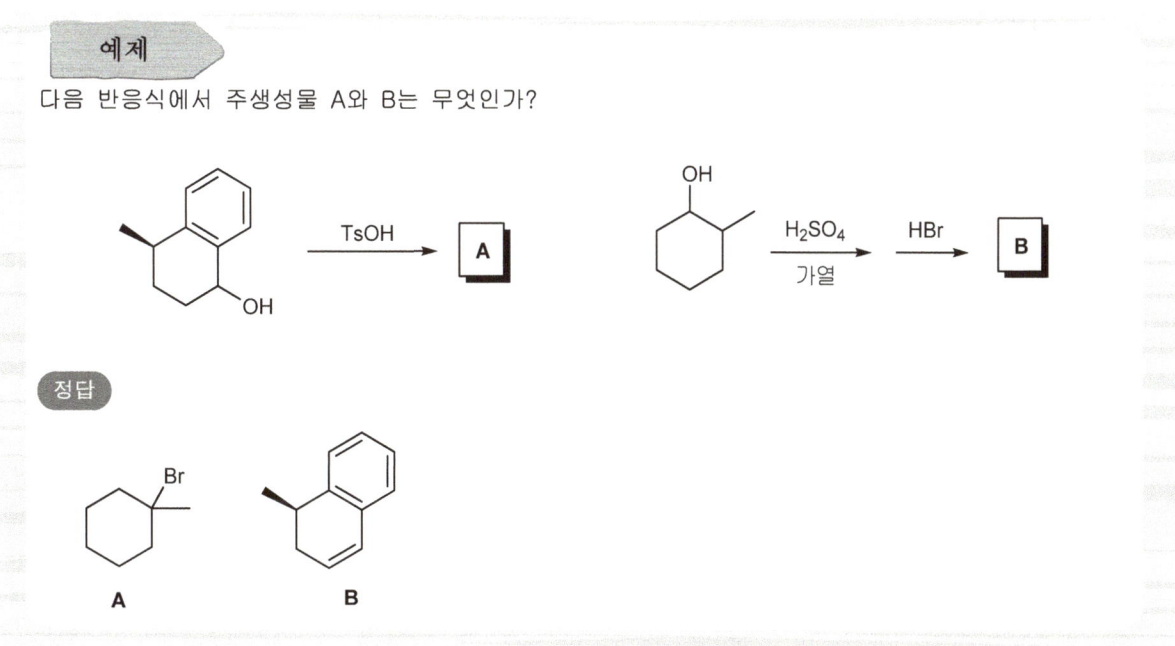

정답

12.10 | 알코올과 HX의 반응

1. 전체 반응

$$R-OH \xrightarrow{H-X} R-X + H_2O$$

1°, 2°, 3° ROH → alkyl halide

[알코올과 HX의 반응 특징]
1. 보통 S_N1 메커니즘으로 잘 일어남
2. 알코올 차수에 따른 반응 속도와 메커니즘

   Rate : 3° ROH > 2° ROH > 1° ROH

   S_N1 S_N2 or S_N1

3. 탄소양이온의 자리 옮김이 일어날 수 있음
4. HX에 따른 반응성 : HI > HBr > HCl (HF는 반응하지 않음)

2. 반응 메커니즘

1) 3°, 2° 알코올 → S_N1

2) 1° 알코올 → S_N2 or S_N1

1° 알코올은 보통 S_N2 반응이 일어나지만 자리 옮김이 가능한 구조(베타 탄소가 2° 이상)에서는 자리 옮김을 통한 S_N1반응도 일어날 수 있다.

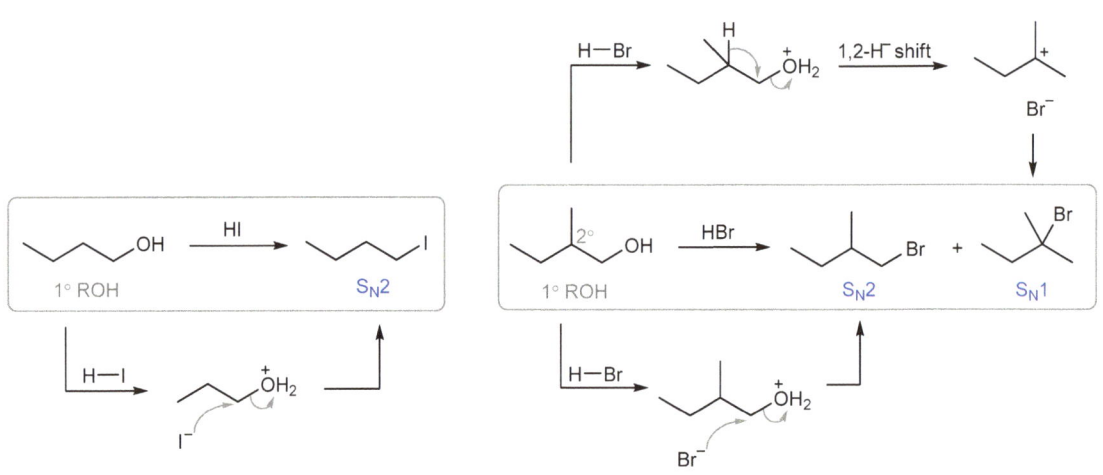

3. 루카스 시험(Lucas test)

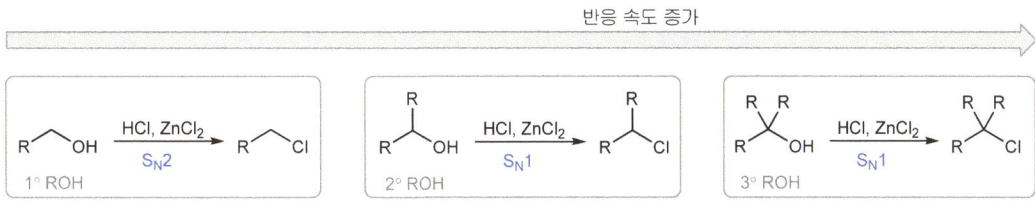

1) 염산과 염화아연으로 만들어진 시약을 Lucas 시약이라 한다. 염화아연은 -OH를 물보다 더 좋은 이탈기로 만드는 역할을 하여 반응을 SN(1,2)반응을 촉진한다.
2) Lucas 시약은 2^0, 3^0 알코올에 사용하여도 반응을 더 빠르게 일어나게 한다.
3) Lucas 시약 사용 시 반응속도 역시 $3^0 > 2^0 > 1^0$ 순이다.

반응 속도 증가 →

[Lucas test]

1차, 2차, 3차 알코올과 HCl과의 반응속도를 알아보는 실험이다.
Lucas 시약($HCl + ZnCl_2$)을 알코올에 넣으면 혼합물이 반응하기 전에는 균일한 상을 형성한다. 그러나 알코올이 반응하여 생성물인 RCl을 형성하면 용액에 잘 녹지 않는 RCl로 인해 용액이 흐려지면서 현탁액이 생기거나 다른 상으로 분리된다. 이렇게 현탁액이 형성되거나 두 번째 상이 분리되는 시간을 알아봄으로써 1차, 2차, 3차 알코올의 반응속도를 알아 볼 수 있다.

상이 분리되는 시간(대략적으로)

3° ROH → 즉각적으로 반응
2° ROH → 1~5분
1° ROH → 수 시간에서 수일

4. 반응의 적용

1

2

3

4

자리 옮김 생성물

예제

다음 반응식에서 주생성물 A와 B는 무엇인가?

해설

12.11 | 알코올로부터 RX을 합성하는 다른 방법들

RX는 매우 유용한 화합물이기 때문에 유기화학자들은 RX을 합성하는 여러 가지 방법을 고안하였다. 알코올과 HX의 반응은 주로 3° 알코올에서 유용하기 때문에, 1°, 2° 알코올로부터 수율이 좋은 RX을 생성하기 위해서는 다음과 같은 2 가지 방법을 주로 사용한다.

1. 알코올과 $SOCl_2$의 반응

1) 전체 반응

$$R-OH \xrightarrow[\text{pyridine}]{SOCl_2} R-Cl$$

주로 1° or 2°

[알코올의 차수에 따른 반응 메커니즘]
- 1° 알코올 → S_N2
- 2° 알코올 → 일반적으로 고온 또는 피리딘 용매에서 S_N2
- 3° 알코올 → S_N1 으로 일어나거나 과량의 피리딘 용매에서 E2 로 일어남

(알코올과 $SOCl_2$ 의 반응은 알코올의 차수, 용매, 온도에 따라서 메커니즘이 달라질 수 있기 때문에 실제 메커니즘을 모른다면 생성물의 구조와 입체화학을 예측하는데 조심하여야 함)

2) 반응 메커니즘

이 반응은 피리딘 또는 삼차아민과 같은 온화한 염기가 존재할 때 잘 일어나는데 이는 염기가 생성되는 염화수소를 중화시키는 까닭이다.

3) 반응의 적용

① SOCl_2 / pyridine (S_N2)

② SOCl_2 / pyridine (S_N2)

③ SOCl_2 / pyridine — racemate (S_N1)

④ SOCl_2 / pyridine (과량) (E2)

2. 알코올과 PX_3의 반응

1) 전체 반응

$$R-OH \xrightarrow{PX_3} R-X$$

1° or 2° (X = Cl, Br, I)

[알코올과 PX_3 의 반응 특징]

1. S_N2 메커니즘으로 일어남
2. 알코올 차수에 따른 반응 속도

Rate : CH_3OH > 1° ROH > 2° ROH > 3° ROH

no reaction

2) 반응 메커니즘

3) 반응의 적용

PI₃는 반응성이 매우 크기 때문에
P/I₂ 를 혼합물로 넣으면 반응 중에
PI₃ 가 생성되어 반응이 진행된다.

3. 알코올을 RX로 변환시키는 가장 좋은 시약들

알코올 유형	RCl 생성물	RBr 생성물	RI 생성물
1° ROH	$SOCl_2$ 또는 PCl_3	PBr_3	P/I_2
2° ROH	$SOCl_2$ 또는 PCl_3	PBr_3	P/I_2
3° ROH	HCl	HBr	HI

12.12 | 알코올의 토실화(tosylation) 와 메실화(mesylation)

1. 알코올의 토실화(tosylation)와 메실화(mesylation)

1) 알코올의 토실화(토실레이트 에스터의 생성)

$$R-OH + Cl-SO_2-C_6H_4-CH_3 \xrightarrow{\text{pyridine or 3° amine}} R-O-SO_2-C_6H_4-CH_3$$

tosyl chloride (TsCl) → tosylate ester (ROTs)

간단히 $R-OH \xrightarrow[\text{pyridine}]{\text{TsCl}} R-OTs$

(알콜에 따른 반응속도
rate : 1° ROH > 2° ROH > 3° ROH)

2) 알코올의 메실화(메실레이트 에스터의 생성)

$$R-OH + Cl-SO_2-CH_3 \xrightarrow{\text{pyridine or 3° amine}} R-O-SO_2-CH_3$$

mesyl chloride (MsCl) → mesylate ester (ROMs)

간단히 $R-OH \xrightarrow[\text{pyridine}]{\text{MsCl}} R-OMs$

(알콜에 따른 반응속도
rate : 1° ROH > 2° ROH > 3° ROH)

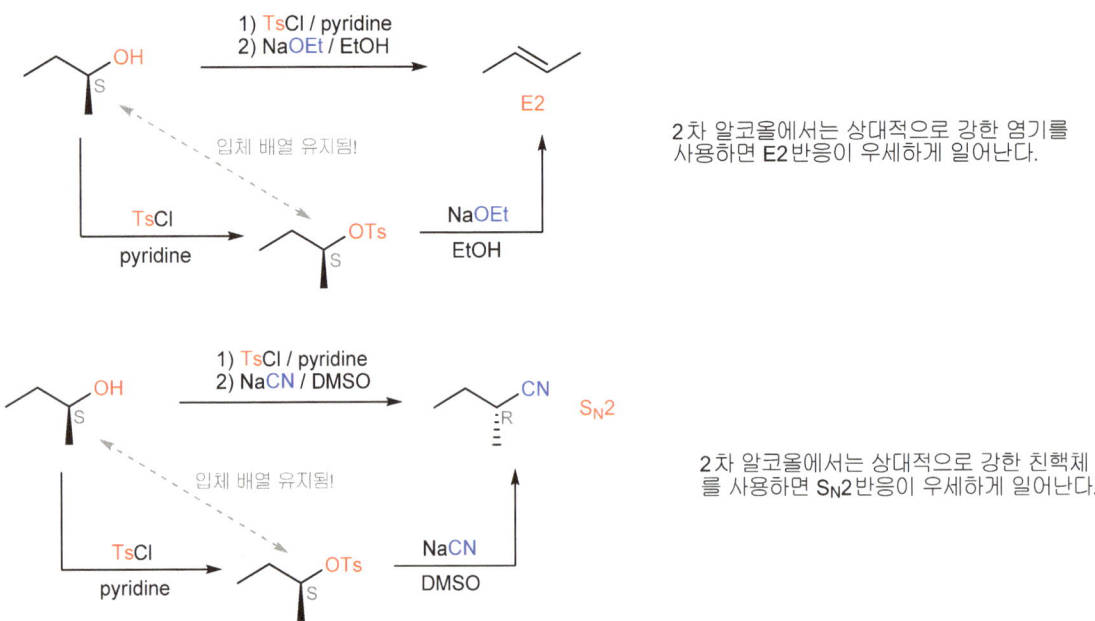

triflate ester (ROTf)

간단히   R—OH →[TfCl][pyridine] R—OTf

2. R-OTs, R-OMs 또는 R-OTf 의 반응

RX의 반응처럼 R-OTs, R-OMs, R-OTf 또한 $S_N(1,2)$과 $E(1,2)$반응이 일어난다. $S_N(1,2)$과 $E(1,2)$의 경쟁에서 어떤 반응이 우세하게 일어나는지는 7.9절(치환반응과 제거반응의 경쟁)에서 자세히 소개하였다.

1) 1차 알코올에서

1차 알코올에서는 S_N2반응이 우세하게 일어난다.

2) 2차 알코올에서

2차 알코올에서는 상대적으로 강한 염기를 사용하면 E2반응이 우세하게 일어난다.

2차 알코올에서는 상대적으로 강한 친핵체를 사용하면 S_N2반응이 우세하게 일어난다.

3) 3차 알코올에서

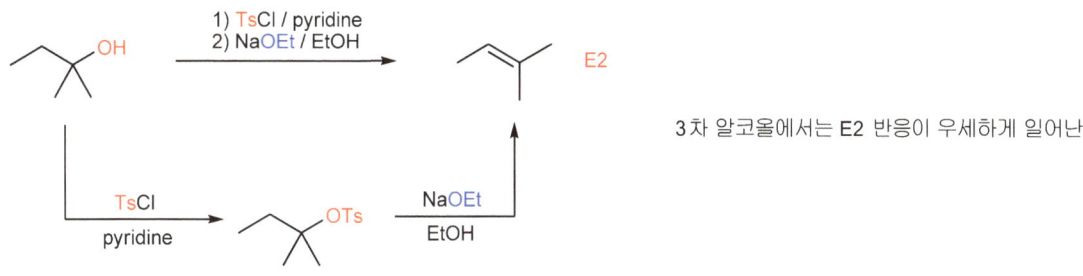

3차 알코올에서는 **E2** 반응이 우세하게 일어난다.

예제 1

다음 반응의 주생성물 A, B는 무엇인가?

해설

A = (SCH₃ 치환, 입체반전) B = (SCH₃ 치환, 입체유지) C = 50% + 50% (라세미)

예제 2

다음 반응의 메커니즘을 제시하시오.

해설

아세틸 클로라이드 → 1) EtMgBr (2당량) 2) H₃O⁺ → 3차 알코올 → HX or TsCl, pyridine or MsCl, pyridine → L(X, OTs, OMs) → NaOCH₃ / CH₃OH → 알켄 (E2)

12.13 | E2 메커니즘에 의한 탈수반응 [고급]

1) 전체 반응

2) 반응 메커니즘

알코올의 산촉매 탈수반응은 보통 E1으로 반응이 진행되기 때문에 자리옮김 반응이 빈번히 일어난다. 그러한 부반응을 일으키지 않는 시약이 있는데 피리딘과 산염화인($POCl_3$)을 사용하면 E2 메커니즘으로 탈수반응이 일어난다.

예제 1

다음 반응에서 주생성물 A~D는 무엇인가?

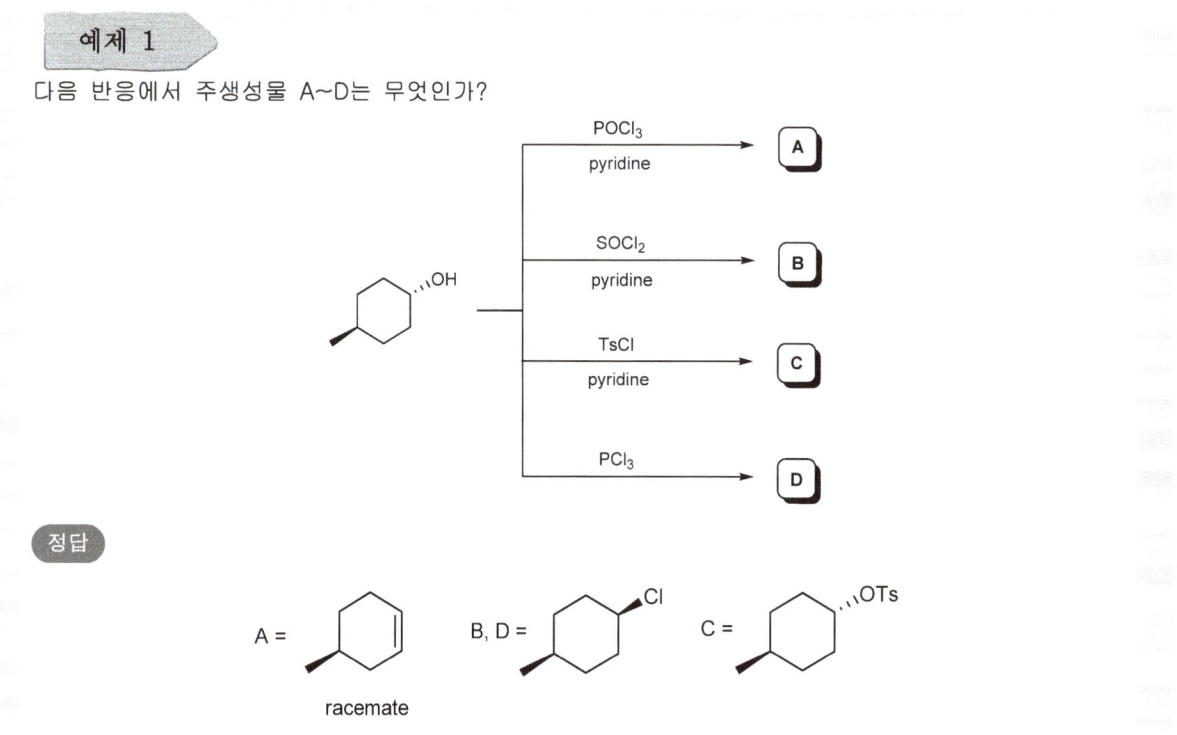

예제 2

다음 반응식에서 주생성물 A와 B는 무엇인가?

정답

A = (3-methylcyclohexene, methyl group dashed wedge)

B = (1-methylcyclohexene)

12.14 | 피나콜(pinacol) 자리옮김반응

1. 전체 반응

알코올의 E1에 의한 탈수반응에서 자리옮김반응과 비슷하지만 다소 생소한 자리옮김반응이 있는데 그것이 피나콜 자리옮김반응이다. 이 반응은 공명 안정화된 탄소양이온 중간체를 형성하기 위한 1,2-알킬 이동을 포함하며 생성물은 카보닐 화합물(케톤 또는 알데하이드)이다.

2. 반응 메커니즘

예제 1

다음 반응의 주생성물 A는 무엇인가?

해설

예제 2

다음 반응의 주생성물 A와 B는 무엇인가?

해설

예제 3

다음 반응의 주생성물 A와 B는 무엇인가?

해설

12. 알코올류 화합물 | 341

3. semi pinacol 자리옮김 반응

1) Type 1

2) Type 2

3) Type 3

12.15 | 알코올 작용기의 보호(Protection)

한 화합물에 작용기가 두 개 이상 있을 경우 하나의 작용기가 원하는 반응을 방해하는 경우가 있다.
이럴 때 방해하는 작용기를 보호함으로써 문제를 해결할 수 있다.

[3 단계의 보호과정]
1 단계 : 알코올을 보호하는 시약으로 보호하는 단계 (protecting 단계)
2 단계 : 원하는 반응을 진행하는 단계
3 단계 : 보호기를 제거함으로서 다시 알코올로 회복하는 단계 (deprodecting 단계)

1. 알코올 작용기를 보호하는데 사용하는 시약과 탈보호시약

1) 보호 시약으로 TBDMSCl 또는 TMSCl 이용

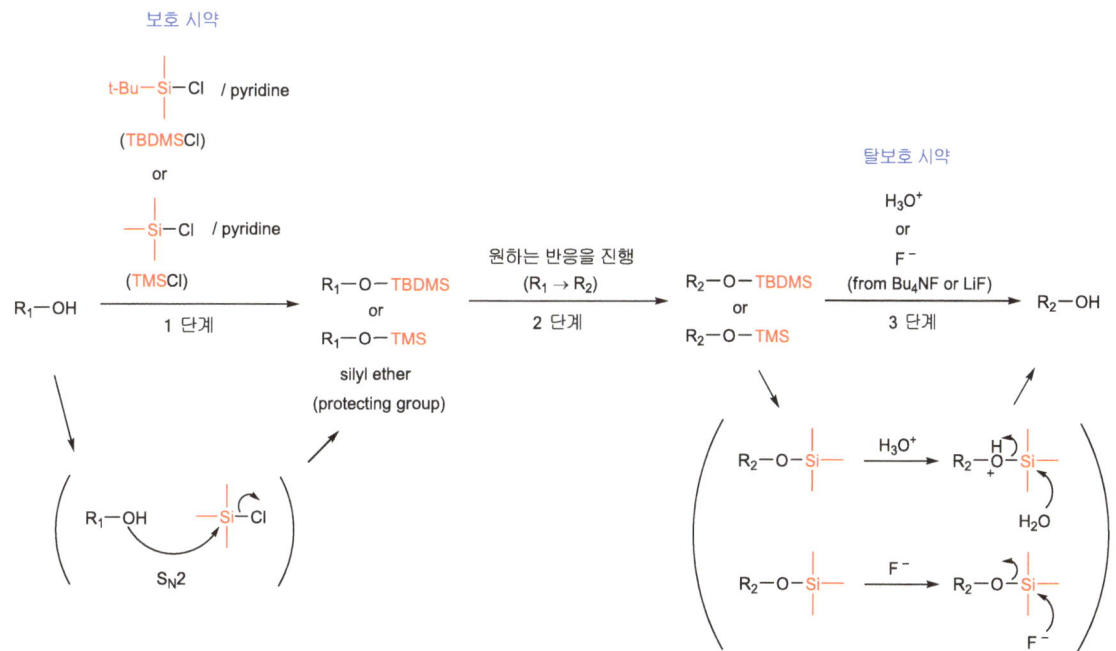

2) 보호 시약으로 isobutylene, H⁺ 이용

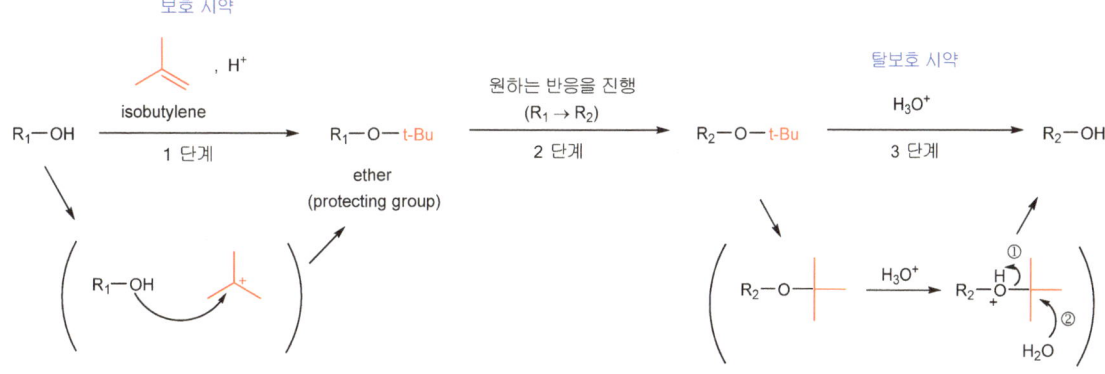

3) 보호시약으로 dihydropyran, H⁺ 이용

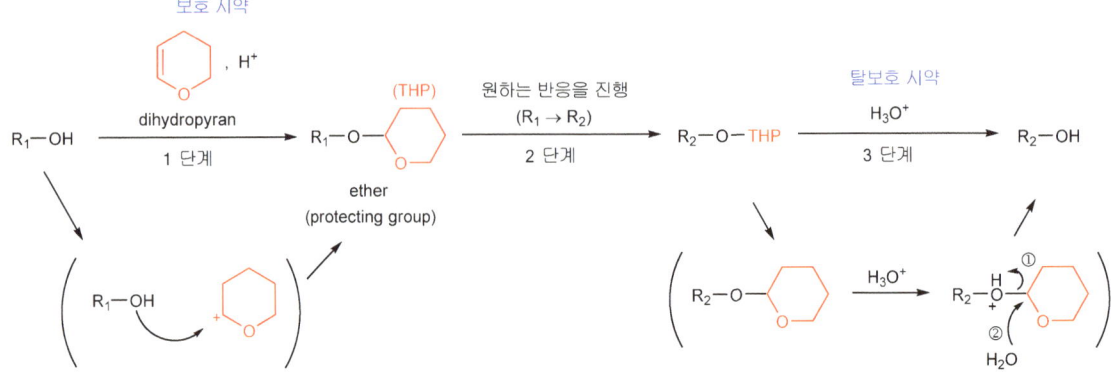

4) 보호시약으로 BnBr, NaH 이용

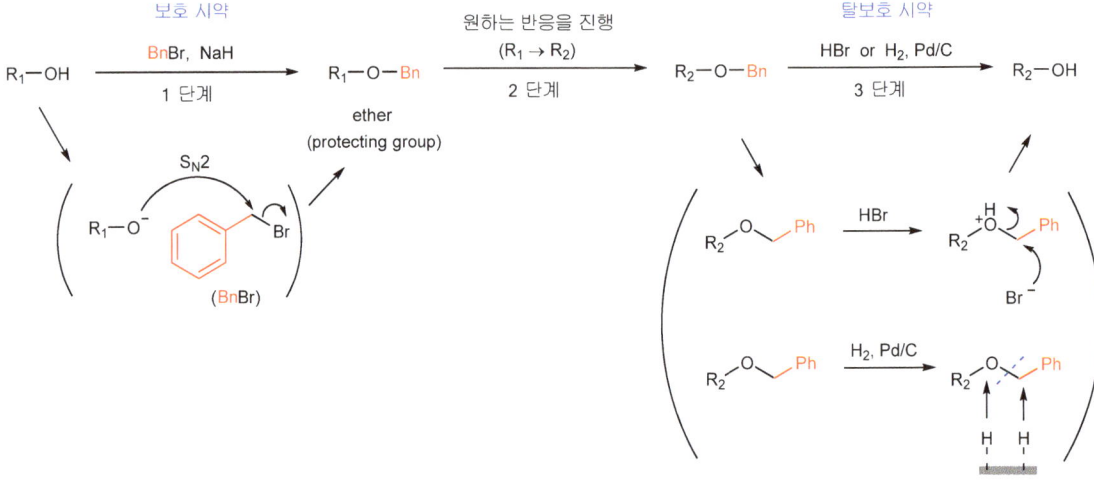

2. 알코올 작용기를 보호하는 반응의 예

1) Grignard 시약 제조 시 RX 기질에 산성인 기를 포함하고 있을 때

2) 산성인 기를 포함한 RX 기질과 강한 친핵체와의 S_N2반응에서

12.16 | 페놀의 합성 고급

1. 하이드로퍼옥시화 큐멘으로부터의 합성

위 방법은 전체적으로 비교적 싼 벤젠과 프로펜으로부터 더욱 값비싼 페놀과 아세톤으로 전환하는 방법이다. 전 세계적으로 페놀은 이 방법에 의해서 대량 생산된다.

1) 첫 번째 반응은 친전자성 방향족 알킬화반응

2) 두 번째 반응은 공기산화반응

3) 세 번째 반응은 페닐그룹의 자리옮김을 포함하는 반응

12.17 | 페놀의 반응

1. 페놀의 williamson ether synthesis

Williamson ether synthesis

Ph—OH (pKa = 10) —⁻:B→ Ph—O⁻ —R—X (R = CH₃ or 1°)→ Ph—O—R (ether), S_N2

2. Kolbe 반응을 이용한 아스피린의 합성반응

kolbe 반응은 페녹사이드와 CO_2 가 반응하여 살리실산나트륨을 형성하는 EAS 반응이다. (첫 번째 반응)이 염을 산성화하면 살리실산이 된다. 살리실산은 보통 아스피린이라고 부르는 아세틸살리실산의 합성에 이용된다.

3. Reimer Tiemann 폼일화 반응

phenol → 2-hydroxybenzaldehyde

반응 메커니즘

4. 페놀 유도체의 산화반응

hydroquinone $\xrightleftharpoons[\text{SnCl}_2, \text{H}_2\text{O}]{\text{Na}_2\text{Cr}_2\text{O}_7, \text{H}_2\text{SO}_4}$ benzoquinone + H_2

하이드로퀴논은 산화제에 의해 벤조퀴논으로 산화되고 벤조퀴논은 환원제에 의해 하이드로 퀴논으로 환원된다. 이런 특성은 신진대사 기구의 주된 구성성분인 유비퀴논이 전자 전달계에서 자신이 전자를 전달해주는 역할을 할 수 있는 이유이다. 전자 운반체인 NADH가 환원제로 작용하여 유비퀴논을 환원시킨다. 환원된 유비퀴논은 전자전달계로 전자를 전달시키면서 다시 산화된 형태로 바뀐다.

NADH + H$^+$ + Ubiquinone (산화된 형태) $\rightleftharpoons$ Ubiquinone (환원된 형태) + NAD$^+$

5. 항산화제로 작용하는 페놀

phenol + radical (·OH, ·OR, ·OOR) → phenoxy radical (공명 안정화된 라디칼) + H_2O, ROH, HOOR

퍼옥시 라디칼(ROO•)과 하이드록시 라디칼(HO•)은 음식이나 윤활유에 들어 있는 알켄을 산화시켜 분해하는 물질인데 페놀 화합물은 이 자유라디칼과 반응해서 이들을 파괴하는 역할을 한다. 생성물이 페녹시 라디칼(페놀-O•)은 공명안정화된 라디칼이기 때문에 반응성이 떨어지는 화학종이다. 따라서 페놀 화합물을 항산화제라고 부르며 인간 또한 이러한 자유라디칼로 부터 자신을 보호하기 위해서 항산화제를 사용한다. 대표적인 항산화제로 비타민E와 BHT가 있다. 이들은 작용부위에 페놀작용기를 지니고 있다.

butylated hydroxy toluene (BHT)

vitamin E

12.18 | 싸이올과 설파이드 화합물 고급

1. 싸이올의 강한 산화제에 의한 산화반응

$$R-SH \xrightarrow{KMnO_4 \text{ or } HNO_3} R-SO_3H$$

2. 중금속과 착염을 형성

정상효소 → 저해된 효소 (Enzyme(SH)$_2$ + Hg^{2+})

dimercaprol (치료제) + Hg^{2+} → 물과 함께 배설됨

싸이올은 알코올의 황 유사체이다. 싸이올은 머캅탄(mercaptan)이라고도 부르는데 이는 수은을 잡는다는 뜻이다. 싸이올은 이처럼 중금속과 착염을 형성하는 능력이 있는데 수은 뿐 아니라 비소, 금을 포함한 여러 가지 중금속과 착염을 형성한다. 따라서 이러한 중금속에 중독되었을 때 해독제를 사용한다. 효과적인 해독제로 dimercaprol이 있다.

3. 싸이올의 산화와 환원반응

$$R-SH + HS-R \xrightleftharpoons[Zn, HCl]{Br_2 \text{ or } I_2} R-S-S-R \text{ (disulfide)}$$

알코올과 다르게, 싸이올은 약한 산화제(Br$_2$ or I$_2$)에도 쉽게 산화되어 이황화물(disulfide)이라고 부르는 이합체가 만들어진다. 그 역반응은 온화한 환원제(Zn) 또는 NaBH$_4$에 의해 환원된다. 이황화결합의 생성과 분해는 단백질화학에서 중요한 현상이다. 자연계에서는 이러한 메커니즘을 이용하여 아미노산 사슬을 연결한다. 삼차원적으로 효소의 형태를 조절하는 이런 메커니즘 때문에 생화학촉매는 보다 효율적이고 선택적인 성질을 갖게 된다.

4. 설파이드의 합성과 반응

1) 설파이드의 합성(Williamson sulfide synthesis)

Williamson sulfide synthesis

R-SH (pK$_a$ = 10~12) $\xrightarrow{-:B}$ R-S$^-$ $\xrightarrow[(R = CH_3 \text{ or } 1°, 2°)]{R-X, S_N2}$ R-S-R (sulfide)

Williamson ether synthesis

R-OH (pK$_a$ = 16~18) $\xrightarrow{-:B}$ R-O$^-$ $\xrightarrow[(R = CH_3 \text{ or } 1°)]{R-X, S_N2}$ R-O-R (ether)

[반응의 적용]

1) ~SH 1) NaOH 2) ⬠-Br → ~S-⬠

2) Br~~SH NaOH → 테트라하이드로티오펜

2) 설파이드의 반응

① 과산화 수소/아세트산에 의한 산화반응

R-S-R $\xrightarrow{H_2O_2 / CH_3CO_2H}$ R-S(=O)-R $\xrightarrow{H_2O_2 / CH_3CO_2H}$ R-S(=O)$_2$-R

sulfide → sulfoxide → sulfone

② 친핵체로서의 설파이드

R-S-R + H$_3$C-X $\xrightarrow{S_N2}$ R-S$^+$(CH$_3$)-R X$^-$ $\xrightarrow{\text{pyridine, } S_N2}$ R-S-R + 피리디늄-CH$_3$ (N$^+$-CH$_3$)

sulfide → sulfonium salt (메틸화제) → 메틸화

에테르(R-O-R)는 상당히 약한 친핵체인데 비해서 설파이드(R-S-R)는 좋은 친핵체이다. 따라서 SN2 반응으로 설포늄염이 생성될 수 있다. 이렇게 생성된 설포늄염은 좋은 알킬화제인데 이탈기가 비전하된(안정한) 설파이드이기 때문이다. 설폰늄염은 생물학계에서도 알킬화제로 많이 사용된다. 예를 들면, methionine은 ATP를 SAM으로 바꾸게 하고, SAM은 아드레날선에서 norepinephrin을 epinephrin으로 전환시킨다.

methionine + ATP → SAM (메틸화제, R-S$^+$(CH$_3$)-R)

norepinephrin $\xrightarrow{\text{SAM (메틸화제)}}$ epinephrin (메틸화)

13

자유 라디칼

13.1 | 탄소 라디칼의 안정성
13.2 | 라디칼의 생성, 결합 해리 에너지
13.3 | methane의 할로겐화반응(라디칼 치환반응)
13.4 | 알케인(propane 이상)의 할로겐화 반응
13.5 | 알릴자리와 벤질자리 할로젠화 반응
13.6 | HBr의 알켄에 대한 라디칼 첨가반응
13.7 | 알켄의 라디칼 첨가 중합반응
13.8 | 다른 라디칼 반응들
13.9 | 클로로플루오로탄소와 환경문제

13.1 | 탄소 라디칼의 안정성

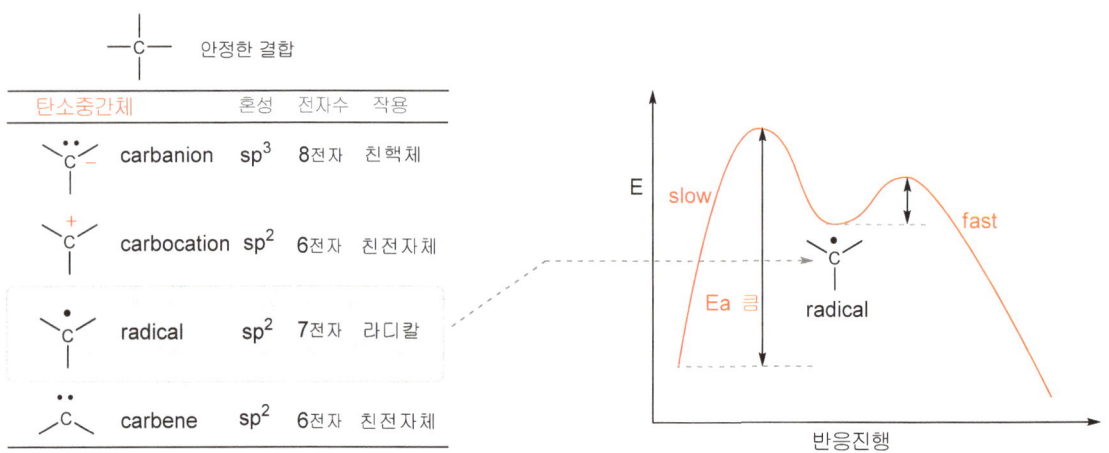

자유라디칼은 홀전자를 가지는 화학종이다. 중심탄소의 혼성궤도함수는 삼각평면의 sp2이며 평면에 수직으로 놓여진 p오비탈에 홀전자가 채워져 있다. 탄소라디칼은 옥텟을 만족하지 못하고 있기 때문에(7전자) 전자부족상태이다. 따라서 라디칼의 홀전자는 다른 원자의 전자 1개와 신속히 결합하여 옥텟을 만족하려 하기 때문에 반응성이 매우 크다. 탄소라디칼은 탄소양이온과 같이 전자-부족상태이고 구조도 유사하기 때문에 결과적으로 탄소라디칼의 안정성은 탄소양이온에서 설명했던 안정화효과(유발효과, 하이퍼콘쥬게이션, 공명효과)로 그 안정성을 설명할 수 있다.

1. 유발효과와 하이퍼콘쥬게이션에 의한 라디칼의 안정성

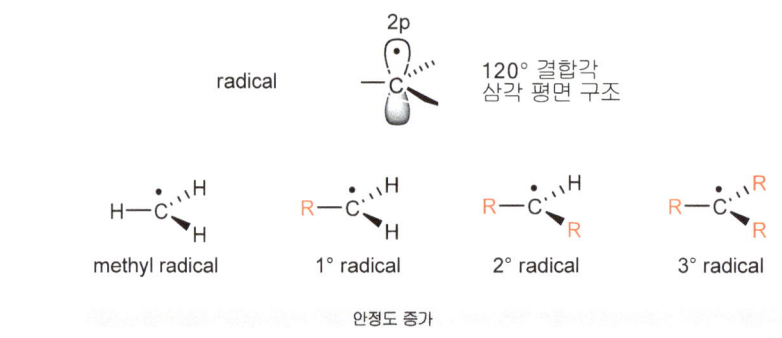

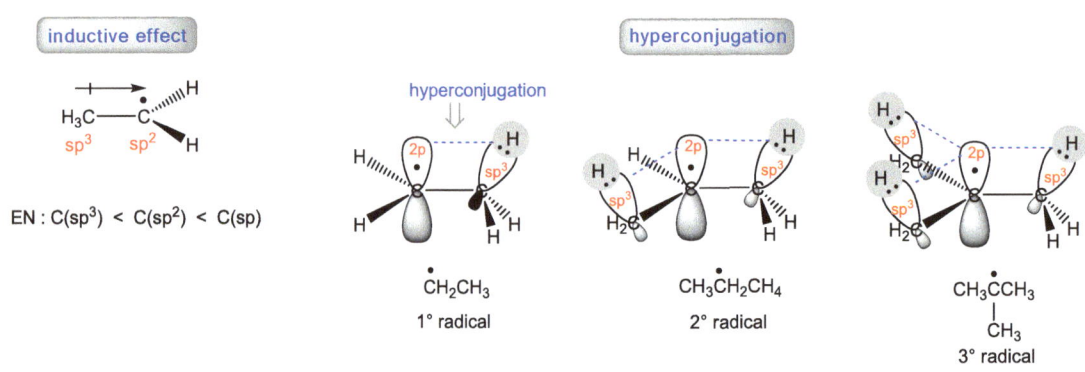

2. 공명효과에 의한 라디칼의 안정성

1° allylic radical

1° benzylic radical

3. 여러 탄소라디칼의 상대적인 안정도 비교

methyl radical < 1° radical < 2° radical < 3° radical < allylic radical ≈ benzylic radical

13.2 | 라디칼의 생성, 결합 해리 에너지

라디칼은 균일 분해로 형성된다. 라디칼이 안정할수록 C–H결합의 균일분해반응에 라디칼을 형성하는데 필요한 에너지가 낮다. 균일결합 분해반응에 필요한 에너지를 결합해리에너지(bond dissociation energy, BDE)라고 한다. 3차 라디칼을 만드는 결합 해리 과정은 2차 라디칼을 만드는 경우보다 에너지가 덜 필요하다. 또한 2차 라디칼은 1차 라디칼보다 더 쉽게 생긴다.

$$A\text{—}B \xrightarrow{BDE} A\cdot + B\cdot$$
radical

안정할수록 → BDE ↓

[$CH_3CH_2CHR_2$에서 1°, 2°, 3° 라디칼을 만들 때 BDE]

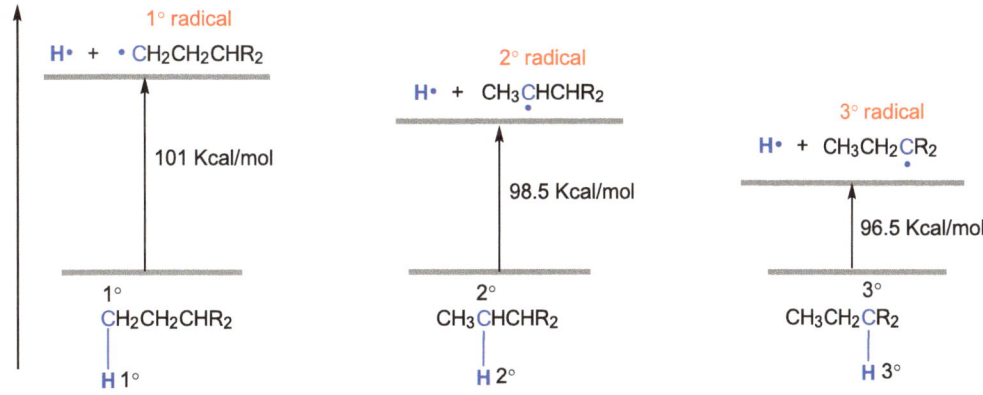

1° radical: H• + •$CH_2CH_2CHR_2$, 101 Kcal/mol, 1° $CH_2CH_2CHR_2$, H 1°

2° radical: H• + $CH_3\overset{\bullet}{C}HCHR_2$, 98.5 Kcal/mol, 2° $CH_3\overset{\bullet}{C}HCHR_2$, H 2°

3° radical: H• + $CH_3CH_2\overset{\bullet}{C}R_2$, 96.5 Kcal/mol, 3° $CH_3CH_2\overset{\bullet}{C}R_2$, H 3°

25°C에서 A-B 단일 결합 해리 에너지 DH°

$$A-B \xrightarrow{BDE} A\cdot + B\cdot$$

A-B	kJ/mol	A-B	kJ/mol
H—H	436	$(CH_3)_2CH—Br$	298
D—D	443	$(CH_3)_2CH—I$	222
F—F	159	$(CH_3)_2CH—OH$	402
Cl—Cl	243	$(CH_3)_2CH—OCH_3$	359
Br—Br	193	$(CH_3)_2CHCH_2—H$	422
I—I	151	$(CH_3)_3C—H$	400
H—F	570	$(CH_3)_3C—Cl$	349
H—Cl	432	$(CH_3)_3C—Br$	292
H—Br	366	$(CH_3)_3C—I$	227
H—I	298	$(CH_3)_3C—OH$	400
CH_3—H	440	$(CH_3)_3C—OCH_3$	348
CH_3—F	461	$C_6H_5CH_2—H$	375
CH_3—Cl	352	$CH_2=CHCH_2—H$	369
CH_3—Br	293	$CH_2=CH—H$	465
CH_3—I	240	$C_6H_5—H$	474
CH_3—OH	387	$HC\equiv C—H$	547
CH_3—OCH_3	348	$CH_3—CH_3$	378
CH_3CH_2—H	421	$CH_3CH_2—CH_3$	371
CH_3CH_2—F	444	$CH_3CH_2CH_2—CH_3$	374
CH_3CH_2—Cl	353	$CH_3CH_2—CH_2CH_3$	343
CH_3CH_2—Br	295	$(CH_3)_2CH—CH_3$	371
CH_3CH_2—I	233	$(CH_3)_3C—CH_3$	363
CH_3CH_2—OH	393	HO—H	499
CH_3CH_2—OCH_3	352	HOO—H	356
$CH_3CH_2CH_2$—H	423	HO—OH	214
$CH_3CH_2CH_2$—F	444	$(CH_3)_3CO—OC(CH_3)_3$	157
$CH_3CH_2CH_2$—Cl	354	$C_6H_5\overset{O}{\overset{\|}{C}}O—\overset{O}{\overset{\|}{O}CC_6H_5}$	139
$CH_3CH_2CH_2$—Br	294	$CH_3CH_2O—OCH_3$	184
$CH_3CH_2CH_2$—I	176	$CH_3CH_2O—H$	431
$CH_3CH_2CH_2$—OH	395	$CH_3\overset{O}{\overset{\|}{C}}—H$	364
$CH_3CH_2CH_2$—OCH_3	355		
$(CH_3)_2CH$—H	413		
$(CH_3)_2CH$—F	439		
$(CH_3)_2CH$—Cl	355		

13.3 | methane의 할로겐화반응(라디칼 치환반응)

1. methane의 단일 염소화반응

1) 전체 반응

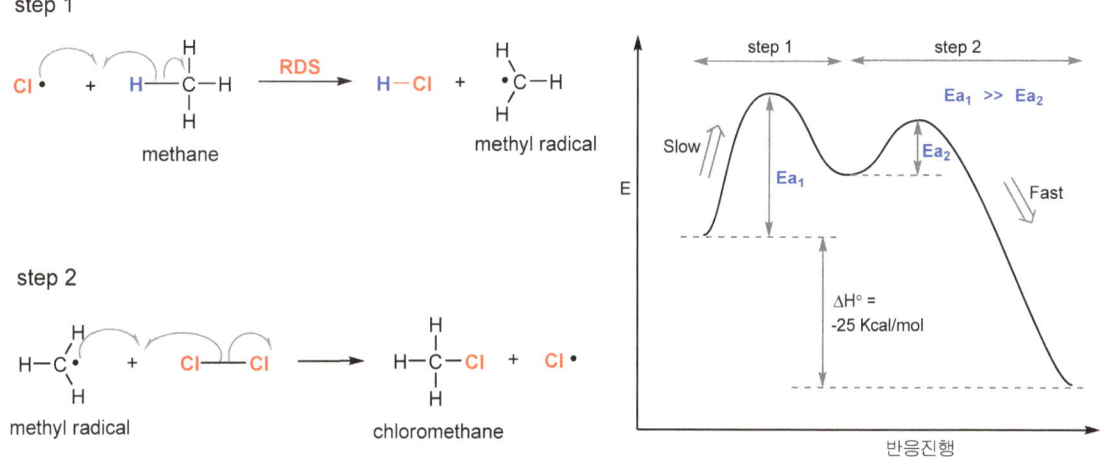

2) 반응 메커니즘
   ① 개시단계

   ② 전파단계

step 1 : 라디칼염소원자가 메테인의 수소원자를 떼어내어 메틸라디칼이 생성된다. 탄소라디칼이 생성되는 이 단계가 속도결정단계(RDS)가 된다. 염소화 반응에서는 이 단계가 약간 흡열과정이다.

step 2 : 메틸라디칼이 Cl2 출발 분자로부터 염소 원자를 한 개를 떼어내어 메틸클로라이드를 생성시키고 새로운 염소라디칼이 생성된다. 염소라디칼은 다시 step 1과 step 2가 반복 되게 한다.(연쇄반응) 이 단계는 큰 발열과정이다. 따라서 이 에너지가 메테인의 염소화 반응의 전반적인 추진력을 제공한다.

③ 연쇄-종결단계

$$H_3C\cdot + \cdot Cl \longrightarrow H_3C-Cl$$
$$Cl\cdot + \cdot Cl \longrightarrow Cl-Cl$$
$$H_3C\cdot + \cdot CH_3 \longrightarrow H_3C-CH_3$$

(부산물)

반응이 종결되기 위해서는 두 개의 라디칼이 만나야 연쇄반응이 종결된다. 반응 혼합물에서 라디칼의 농도는 매우 낮기 때문에 두 라디칼이 만나게 되는 확률은 작다. 그러한 일이 생기면 연쇄 반응의 전파가 종결되는 것이다.

2. methane의 다중 염소화반응

$$CH_4 \xrightarrow{Cl-Cl,\ \Delta\ or\ h\nu} CH_3Cl \xrightarrow{Cl-Cl,\ \Delta\ or\ h\nu} CH_2Cl_2 \xrightarrow{Cl-Cl,\ \Delta\ or\ h\nu} CHCl_3 \xrightarrow{Cl-Cl,\ \Delta\ or\ h\nu} CCl_4$$
(+ HCl each step)

메테인의 염소화반응에서 과량의 염소분자가 존재할 때 반응은 여러 번 진행될 수 있기 때문에 다중 염소화반응에 의해 혼합생성물이 다량 생성된다. 다중 염소화반응을 최소화하기 위하여, 염소분자를 한계반응물로 사용한다. 그래도 다중 염소화반응은 완전히 피할 수 없기 때문에 증류법으로 단일 염소화반응 생성물을 순수 분리한다. (할로겐 원자가 더 많이 치환 될수록 끓는점이 높음)

3. methane의 다른 할로겐화반응

$$H_3C-H + X-X \xrightarrow{\Delta\ or\ h\nu} H_3C-X + HX$$

1.개시 단계	2.전파 단계	3.연쇄- 종결 단계
$X_2 \xrightarrow{\Delta\ or\ h\nu} 2X\cdot$	1st: $X\cdot + H_3C-H \xrightarrow{RDS} H_3C\cdot + H-X$ 2nd: $H_3C\cdot + X_2 \longrightarrow H_3C-X + X\cdot$ (생성물)	$H_3C\cdot + \cdot X \longrightarrow H_3C-X$ $H_3C\cdot + \cdot CH_3 \longrightarrow H_3C-CH_3$ $X\cdot + \cdot X \longrightarrow X_2$

플루오린화 반응 RDS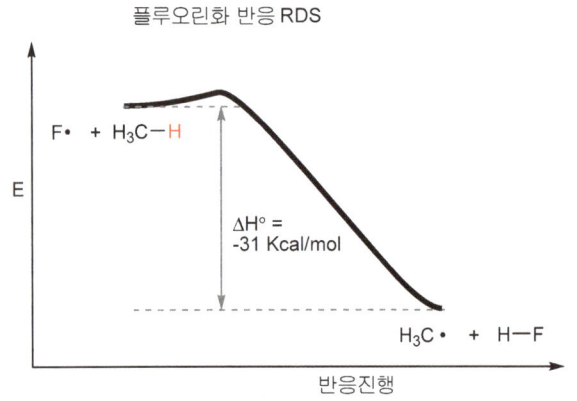

아이오딘화 반응 RDS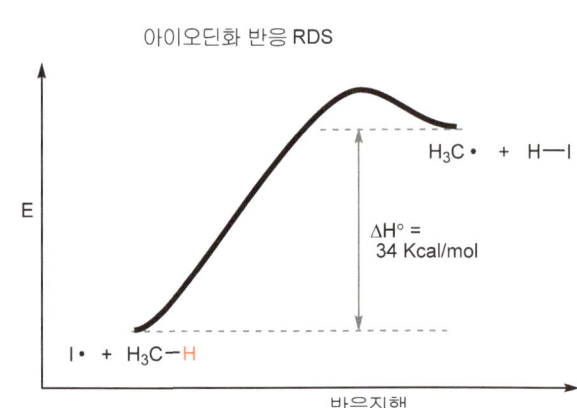

다른 할로겐 분자(F_2, Br_2, I_2)들도 비슷한 라디칼 메커니즘에 의하여 methane과 반응하여 상응하는 halomethane이 얻어진다. 할로겐 분자에 따라서 반응성 차이가 있다. F_2이 가장 반응성이 크고, I_2가 가장 반응성이 작다. 그 이유는 전파단계 STEP-1(속도결정단계)에서 F_2가 가장 큰 발열과정이고, Cl_2경우는 약간 흡열과정이고, Br_2경우는 큰 흡열과정이며, I_2 경우는 매우 큰 흡열과정이기 때문이다. 이러한 경향이 나타나는 주된 이유는 F에서 I로 갈수록 HX의 결합세기가 감소하기 때문이다. F의 경우 가장 강한 HF 결합 때문에 수소를 매우 쉽게 떼어낸다. 따라서 일반적으로 알케인의 할로겐화반응은 염소화와 브로민화를 말한다. 플루오린화는 너무 빠르기 때문에 제어하기 힘들고 아이오딘화는 속도가 너무 느려서 또한 논외의 대상이다.

13.4 | 알케인(propane 이상)의 할로겐화 반응

1. 할로겐화반응의 위치 선택성

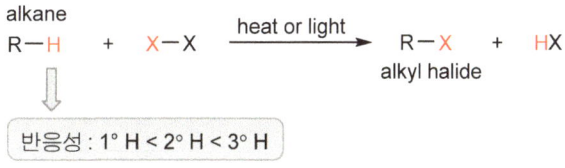

할로겐화반응에서 X에 따른 1°, 2°, 3° 수소의 상대적 반응성			
수소의 종류	플루오린화반응(25°C)	염소화반응(25°C)	브로민화반응(150°C)
1° 수소	1	1	1
2° 수소	1.2	4	80
3° 수소	1.4	5	1700

하몬드 가설로 이러한 반응의 위치 선택성 차이를 설명할 수 있다.

> [하몬드가설]
> 흡열반응에서는 전이 상태의 에너지와 구조가 생성물과 더 비슷하다.
> 발열반응에서는 전이 상태의 에너지와 구조가 반응물과 더 비슷하다.

[프로페인의 할로겐화반응에서 반응선택성 비교]

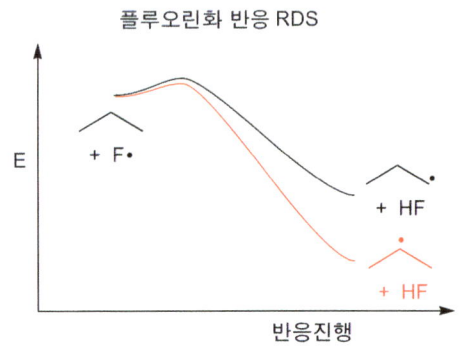

플루오린화 반응 RDS

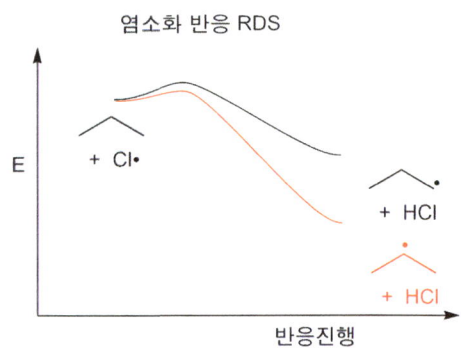

염소화 반응 RDS

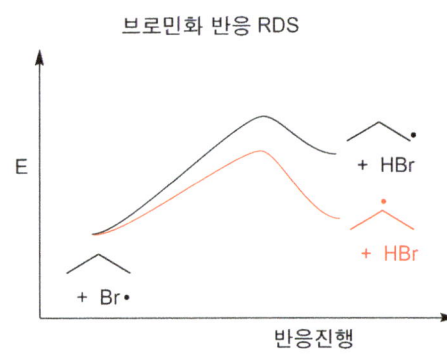

브로민화 반응 RDS

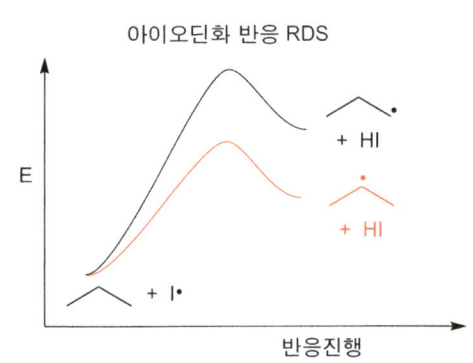

아이오딘화 반응 RDS

1. 플루오린화 반응 → RDS는 큰 발열단계 → 반응선택성 거의 없고 폭발적으로 일어남
2. 염소화 반응 → RDS는 적당한 발열단계 → 반응선택성 크지 않음
3. 브로민화 반응 → RDS는 적당한 흡열단계 → 반응선택성이 높음
4. 아이오딘화 반응 → RDS는 큰 흡열단계 → 반응선택성이 매우 높으나 반응이 너무 느리게 일어남

2. 단일염소화반응과 브로민화 반응

propane + Cl₂ →(Δ or hv) (2-chloropropane) + (1-chloropropane)
수득률(25°C에서) 57%   43%

isobutane + Cl₂ →(Δ or hv) (t-BuCl) + (isobutyl chloride)
수득률(25°C에서) 36%   64%

propane + Br₂ →(Δ or hv) **97%** + 3%

isobutane + Br₂ →(Δ or hv) **>99%** + <1%

1) 염소화 반응은 선택성이 매우 작기 때문에 동등하지 않은 수소를 가진 알케인으로부터 혼합물이 생성된다. 염소화 반응은 브로민화 반응보다 빠르다는 장점이 있지만 선택성이 떨어진다는 단점이 있다.
2) 염소화반응과 달리 아주 위치 선택성이 높다. 즉, 더욱 안정한 라디칼 중간체를 거치는 경로를 택해서 생성물이 대부분 만들어진다.
3) 할로젠화 반응의 유용성 : 할로겐화반응은 작용기가 없는 알케인에 작용기를 지닌 RX를 만드는 유용한 도구이다. RX는 제거반응으로는 알켄을 만들 수 있으며 친핵성 치환반응으로는 다양한 치환생성물을 얻을 수 있다.

[반응의 적용]

① methylcyclopentane →(Br₂, Δ) 1-bromo-1-methylcyclopentane

② isopropylcyclohexane →(Br₂, Δ) (tertiary bromide)

③ →(Br₂, Δ) racemate

④ 1,3-dimethylcyclohexane →(Br₂, Δ) racemate

⑤ butane →(Br₂, Δ) 2-bromobutane, racemate

⑥ methylcyclopentane →(Cl₂, Δ) (CH₂Cl 생성물) + (1-chloro-1-methyl) + (2-chloro, 4개의 입체이성질체) + (3-chloro, 4개의 입체이성질체)

3. 할로겐화반응의 상대적 반응성 및 수득률 계산

$$\text{해당 수소의 반응성} = \frac{\text{생성물의 수득률}}{\text{해당 수소의 수}}$$

$$\text{생성물의 수득률} = \text{해당 수소의 반응성} \times \text{해당 수소의 수}$$

1) 상대적 반응성으로부터 수득률 계산

25°C에서 1차 수소의 반응성 : 2차 수소의 반응성 = 1 : 4

propane + Cl$_2$ $\xrightarrow{\Delta \text{ or } h\nu}$ (2-chloropropane) + (1-chloropropane)

	상대 수득률(몰비)	절대 수득률
2-chloropropane 의 수득률 = 2차 수소의 반응성 × 2차 수소의 수 = 4 × 2 = 8		8/14 = 0.57 = 57%
1-chloropropane 의 수득률 = 1차 수소의 반응성 × 1차 수소의 수 = 1 × 6 = 6		6/14 = 0.43 = 43%

2) 생성물의 수득률로부터 상대적 반응성 계산

propane + Cl$_2$ $\xrightarrow{\Delta \text{ or } h\nu}$ (2-chloropropane) + (1-chloropropane)

수득률(25°C에서)   57%   43%

$$\frac{\text{2차 수소의 반응성}}{\text{1차 수소의 반응성}} = \frac{\text{2-chloropropane의 수득률 / 2차 수소의 수}}{\text{1-chloropropane의 수득률 / 1차 수소의 수}} = \frac{57/2}{43/6} = 4$$

3) 극도로 높은 온도 조건에서 반응성

상대적 반응성은 온도에 매우 크게 의존한다. 예를 들어, 600°C에서 일어나는 프로페인의 염소화반응에서는 반응성이 1:1일 때 예상했던 생성물의 비인 3:1이 된다. 그 이유는 아주 높은 온도에서는 염소라디칼이 프로페인의 아무 수소 사이의 거의 모든 충돌은 충분한 에너지를 지니고 일어나기 때문에 충돌만 하면 생성물이 얻어지기 때문이다. 즉, 이 온도에서 염소화 반응은 비선택적이 된다.

13.5 | 알릴자리와 벤질자리 할로젠화 반응

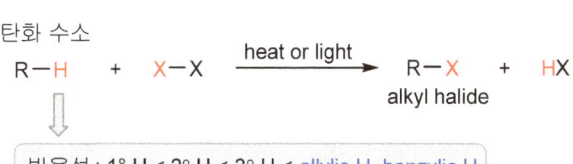

공명 안정화된 알릴 또는 벤질자리 라디칼을 중간체로 생성하는 반응은 단순한 알킬라디칼을 생성하는 반응보다 쉽고 빠르게 선택적으로 일어난다.

1. 알릴자리와 벤질자리 할로겐화 반응

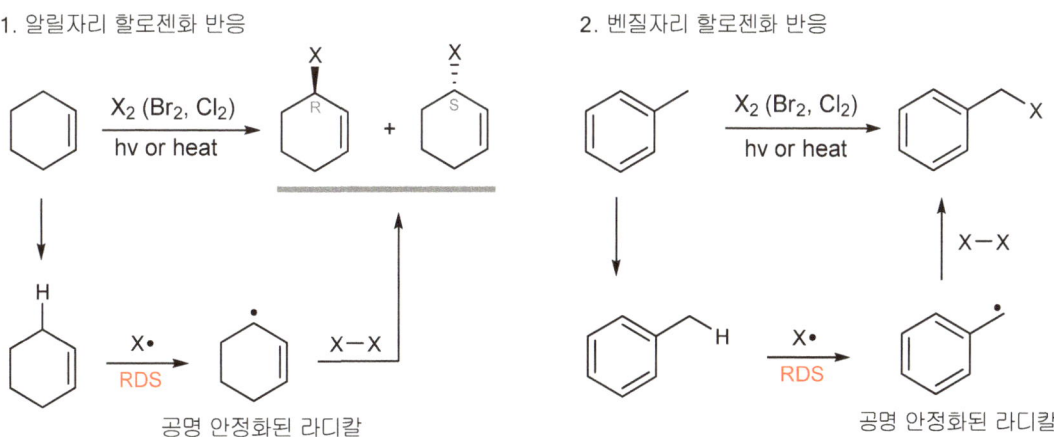

2. NBS를 이용한 브로민화 반응

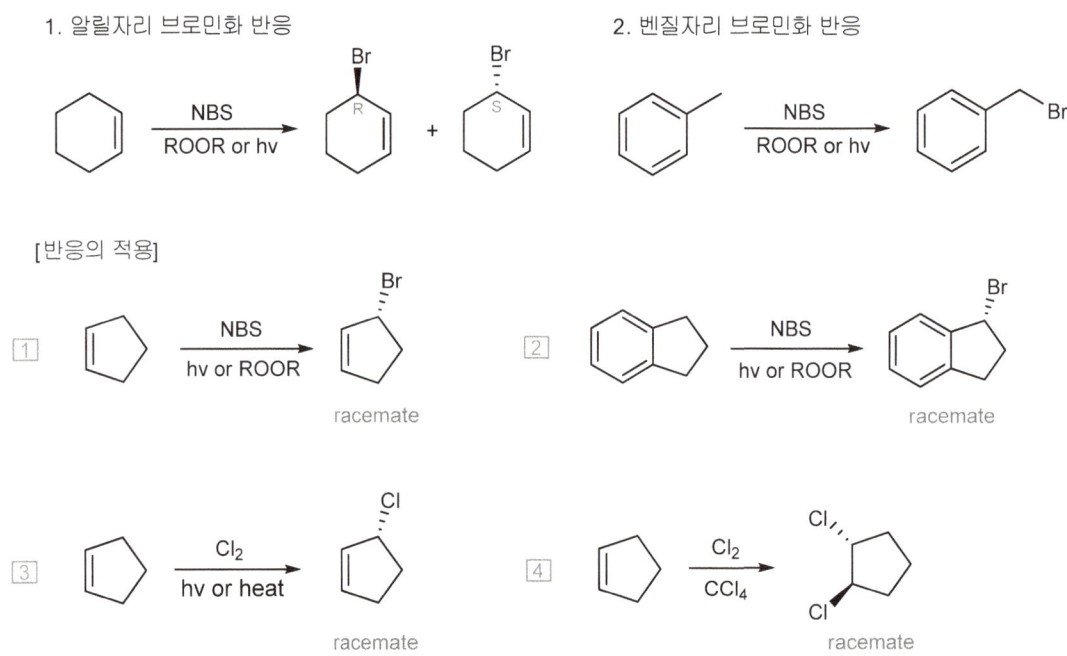

알릴자리와 벤질자리 브로민화반응의 경우 Br₂를 사용하기도 하지만 반응수율을 높이기 위해 주로 NBS를 사용한다. 빛이나 과산화물(ROOR) 존재하에서 NBS를 사용하면 알릴자리와 벤질자리에 선택적으로 브로민화반응을 일으킬 수 있다.

3. 알릴자리 할로겐화 반응의 혼합 생성물

알릴자리 라디칼 중간체에 대하여 두 개 이상의 서로 다른 공명구조가 그려질 수 있다면, 라디칼 치환에 의하여 두 개 이상의 혼합물이 생성된다. 주생성물은 일반적으로 입체장애가 작은 라디칼 위치에 치환된 생성물이다.

13.6 | HBr의 알켄에 대한 라디칼 첨가반응

지금까지 라디칼 치환반응에 대해서 살펴보았다. 또 다른 라디칼 반응으로 이중결합의 라디칼 첨가반응이 있다. 알켄은 특정한 조건(과산화물 존재하에 HBr첨가)에서 라디칼 첨가반응을 한다.

1. HBr의 과산화물-유도 라디칼 첨가반응

1) 전체 반응

[HBr의 알켄에 대한 라디칼 첨가반응의 특징]
1) HBr과 과산화물(peroxides, ROOR) 존재 하에 반응이 일어난다.

2) 위치 선택성 : anti-Markovnikov 규칙

2) 반응 메커니즘
① 개시 단계

② 연쇄-전파 단계

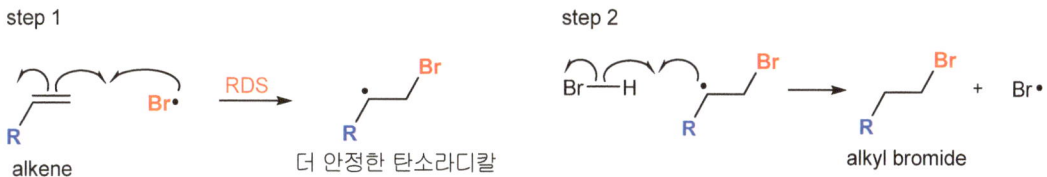

2. 알켄의 두 가지 HBr 첨가반응 비교 정리

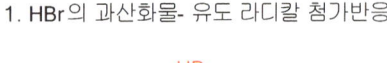

1. HBr의 과산화물- 유도 라디칼 첨가반응

2. HBr의 친전자성 첨가반응

3. 반응의 적용

4. NBS를 이용한 반응과 유사반응 비교정리

13.7 | 알켄의 라디칼 첨가 중합반응(polymerization)

고분자(polymer)는 단위체(monomer)라 부르는 작은 분자의 반복 단위로 구성된 거대 분자로서 단백질과 탄수화물 같은 생체고분자와 폴리에틸렌, 폴리염화바이닐(PVC)과 같은 합성고분자를 포함한다. 이 절에서는 라디칼 중합반응을 통해 합성되는 합성고분자를 살펴본다.

1. 전체 반응

과산화물은 알켄의 또 다른 라디칼 첨가반응에 대한 개시제 역할을 한다. 중합반응이 그 중 하나이며 알켄 분자들이 서로서로 반복 첨가되어 긴 사슬의 고분자를 형성하는 반응이다.

2. 반응 메커니즘

1) 개시 단계

step 1: RO–OR →(heat) 2RO•

step 2: RO• + CH₂=CHZ → RO–CH₂–•CHZ   [•CH(OR)–CH₂Z 거의 형성 안됨]

2) 전파 단계

RO–CH₂–•CHZ + CH₂=CHZ → RO–CH₂–CHZ–CH₂–•CHZ → (+ CH₂=CHZ) RO–CH₂–CHZ–CH₂–CHZ–CH₂–•CHZ →(반복) ~~~–CH₂–•CHZ

3) 종결 단계

두 라디칼 결합 → ~~~–CHZ–CHZ–~~~ = (CH₂–CHZ)ₙ

3. 라디칼 첨가 중합반응으로 생성되는 다양한 고분자들

단위체		중합 고분자
CH₂=CHZ	ROOR / heat	(CH₂–CHZ)ₙ

단위체		중합 고분자	단위체		중합 고분자
ethylene	ROOR / heat	polyethylene	propylene (CH₃)	ROOR / heat	polypropylene (CH₃)
styene (Ph)	ROOR / heat	polystyene (Ph)	acrylonitrile (CN)	ROOR / heat	polyacrylonitrile (CN)
vinylchloride (Cl)	ROOR / heat	polyvinylchloride(PVC) (Cl)	tetrafluoroethylene (F F / F F)	ROOR / heat	polytetrafluoroethylene (Teflon) (F F / F F)

13.8 | 다른 라디칼 반응들 고급

1. 공기 산화 반응

산소는 바닥상태에서 2개의 짝짓지 않은 전자를 가지고 있기 때문에 이중 라디칼(·O-O·로 표현)로 작용한다. 따라서 산소는 가장 약한 C-H 결합을 균일 분해시킨다. 파이결합, 알릴자리 또는 벤질자리 수소, 3차 수소를 갖는 화합물들은 산소에 의한 공기산화(air oxidation)에 특히 민감하다. 특히, 지방이나 식물성 기름의 파이결합을 갖는 부위에 공기산화는 음식물의 부패의 원인이다.

1) 전체 반응

$$R-H \xrightarrow[heat]{O_2} R-OOH$$

3° H, allylic H, benzylic H

2) 반응 메커니즘

개시 단계

$$R-H \quad ·O-O· \longrightarrow R· + HO-O·$$

전파 단계

(1) $R· \quad ·O-O· \longrightarrow RO-O·$

(2) $RO-O· \quad H-R \longrightarrow R· + R-OOH$

3) 반응의 적용

2. 수소로의 치환 반응

1) 전체 반응

$$R-Br \xrightarrow[\text{heat or 라디칼 개시제}]{R_3SnH} R-H$$

2) 반응 메커니즘

개시 단계

$$R_3Sn-H \xrightarrow{\text{heat or Ra}\cdot} R_3Sn\cdot$$

전파 단계

(1) $R-Br + R_3Sn\cdot \longrightarrow R\cdot + R_3SnBr$

(2) $R_3Sn-H + R\cdot \longrightarrow R-H + R_3Sn\cdot$

3) 반응의 적용

$$PhCH_2Cl \xrightarrow[\text{라디칼 개시제}]{(n\text{-Bu})_3SnH, \ AIBN} PhCH_3$$

$$\left(\text{Azobisisobutylnitrile (AIBN)} \xrightarrow{\text{Heat}} 2\ \cdot C(CH_3)_2CN + N_2\uparrow \right)$$

13.9 | 클로로플루오로탄소와 환경문제

일반적인 CFCs
$\begin{cases} CFCl_3 = CFC-11(프레온\ 11) \\ CF_2Cl_2 = CFC-12(프레온\ 12) \\ CFCl_2CF_2Cl = CFC-113(프레온\ 113) \end{cases}$

할로젠화된 메탄과 에탄의 유도체들은 오랜 동안 에어로졸 추진제와 냉매제로 사용되어 왔다. 클로로플루오로탄소(CFCs, 상품명은 프레온)가 대표적이다. CFCs는 안정한 화합물이고 반응성이 없기 때문에 오랫동안 잔류하게 되며 기체 상태로 성층권으로 확산되어 오존층을 감소시키는 역할을 한다.

$$Cl_2FC-Cl \xrightarrow{h\nu} Cl_2FC\cdot + Cl\cdot$$
$$Cl\cdot + O_3 \longrightarrow Cl-O\cdot + O_2$$
$$Cl-O\cdot + O \longrightarrow O_2 + Cl\cdot$$

개시 단계에서 프레온-11이 햇빛에 의하여 분해되고 전파 단계에서 오존은 라디칼 연쇄 반응에서 파괴된다.

국제적인 협약에 의하여 CFCs의 제조는 금지되었고 CFCs를 대신하는 대체물들이 개발되고 있다. Cl 대신 H가 있는 HCFC가 대표적이다. HCFC는 오존층에 도달하기 전에 공기산화에 의하여 분해된다.

14
벤젠과 방향족 화합물

14.1 | 벤젠의 구조적 특징 및 안정성
14.2 | 방향족 화합물의 명명법
14.3 | 방향족성(aromaticity)
14.4 | 방향족, 반방향족, 비방향족

14.1 | 벤젠의 구조적 특징 및 안정성

1. 벤젠의 분자식과 불포화도

분자식 = C_6H_6
불포화도 = 4

benzene

2. 벤젠의 결합과 구조

각 탄소는 sp^2 혼성궤도함수를 지님
→ 결합각도가 약 $120°$인 평면구조
→ 모든 탄소, 수소는 같은 평면상에 존재

3. 벤젠의 공명구조

all C-C bond 1.39 Å

공명현상으로 모든 탄소-탄소 간 결합은 이중결합과 단일결합의 중간 길이로 동일함

4. 벤젠의 안정도

6개의 파이전자를 지니고 있어 방향족성을 나타낸다. 큰 공명에너지로 인해서 같은 수의 파이전자를 갖는 유사한 비고리형 화합물보다 더 안정하다. 벤젠이 얼마나 안정한지 그 안정성을 정량화 하여 비교하기 위해 수소화반응열을 비교하면 된다.

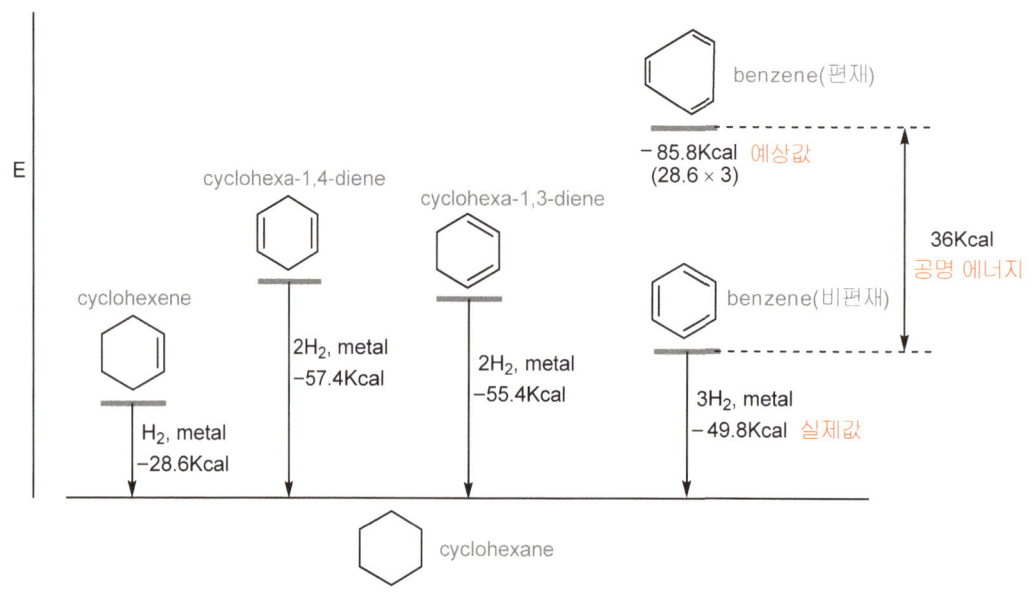

14.2 | 방향족 화합물의 명명법

3장 유기화합물의 명명법 - 3.7

14.3 | 방향족성(aromaticity)

1. 벤젠의 분자궤도함수

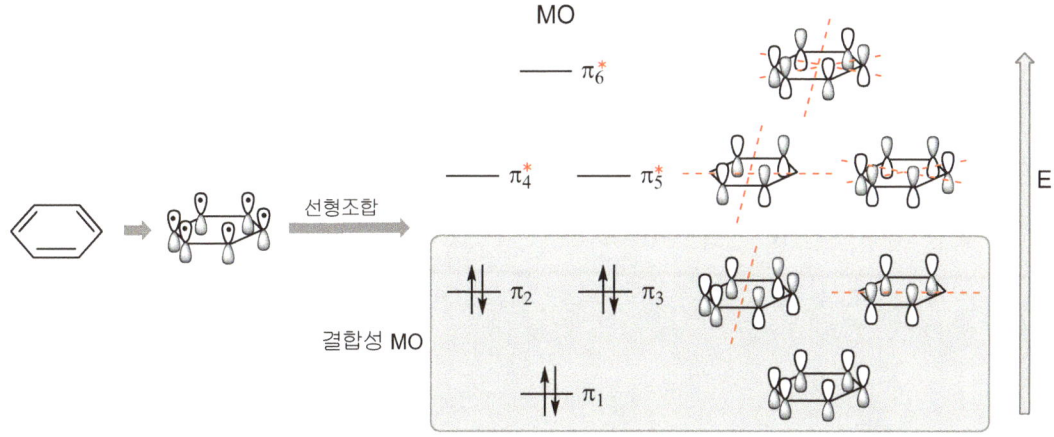

1) 벤젠은 6개의 p궤도함수가 나란히 이어져 있으므로 파동함수의 선형조합에 의해 6개의 분자궤도함수가 존재한다.

2) 벤젠의 분자궤도함수의 특징은 중간 에너지단계에서 에너지가 같은 축퇴화된(degenerated) 분자궤도함수를 두개씩 갖는다는 것이다. 이는 선형의 콘쥬게이션계와 구별되는 차이점이다.

3) 벤젠의 6개 파이전자가 모두 안정한 결합성MO에 위치해 있고 홀전자가 없기 때문에 매우 안정하다.

4) 벤젠처럼 다른 콘쥬게이션 고리 화합물(아눌렌)에서도 홀전자 없이 결합성MO에 파이전자가 꽉 채워져 있을 때 가장 안정하며 방향족성을 나타낸다.

5) Hückel 규칙(4n+2)이 바로 여기에서 나왔다. 모든 아눌렌은 가장 에너지가 낮은 1개의 MO와 퇴화된 MO를 2의 배수로 갖게 된다. 따라서 이러한 MO에 홀전자 없이 꽉 채워질 때 그 수가 4n+2가 되는 것이다.

2. 콘쥬게이션 고리 화합물(아눌렌)의 분자 궤도함수 (내접 다각형법)

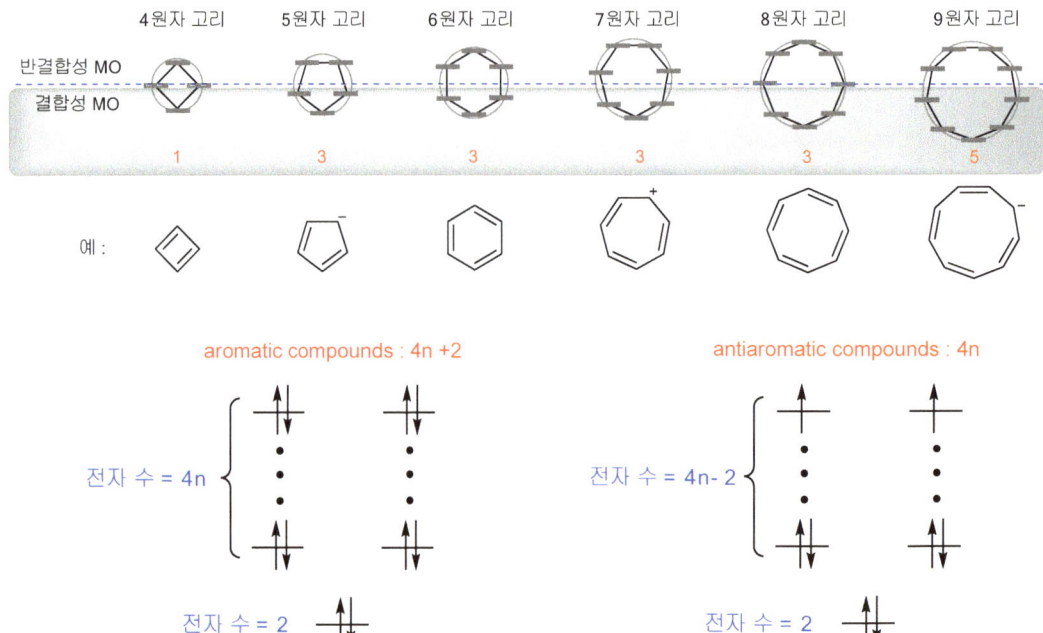

14.4 | 방향족, 반방향족, 비방향족

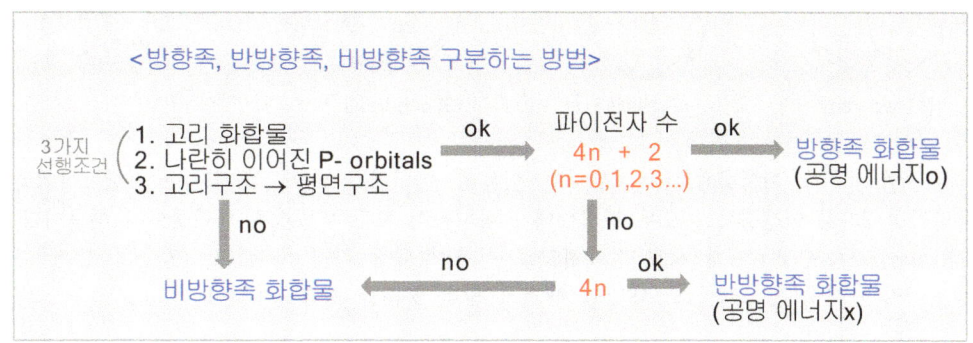

다른 기타 조건들이 유사할 때 열역학적인 안정도 순서는 방향족 > 비방향족 > 반방향족 순이다.

1) 방향족 화합물은 같은 수의 파이전자를 갖는 유사한 비고리형 화합물보다 더 안정하다.

2) 반방향족 화합물은 같은 수의 파이전자를 갖는 비고리형 화합물이나 방향족 화합물보다 불안정하다.

3) 비방향족 화합물은 같은 수의 파이전자를 갖는 화합물과 비슷한 안정성과 반응성을 갖는다.

1. 큰 고리 아눌렌(annulene)에서 적용

1) [8] annulene

욕조 형태

Hückel 규칙에 따르면 [8]아눌렌은 반방향족이라 할 수 있다. 하지만 실제구조는 비평면 형태를 지니고 있다. 따라서 Hückel 규칙을 적용시킬 수 없다. [8]아눌렌은 비방향족으로서 알켄과 비슷한 반응성을 지닌다. 일반적인 알켄처럼 Br_2, $KMnO_4$, HCl등과 쉽게 반응한다.

2) [10] annulene

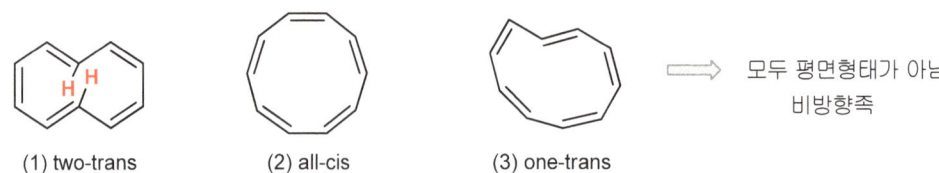

[10] 아눌렌은 위 3가지 이성질체로 존재할 수 있는데 파이전자 수가 10개라서 방향족성이라고 생각하면 안 된다. 왜냐하면 3가지 이성질체는 모두 평면형태가 아니라서 모두 비방향족 화합물이기 때문이다.
  (1) two-trans는 두 수소원자가 서로 방해하므로 평면 형태를 가질 수 없고, (2) all-cis와 (3) one-trans 는 평면이라면 너무 큰 고리 스트레인이 생겨서 평면 형태를 가질 수 없다.

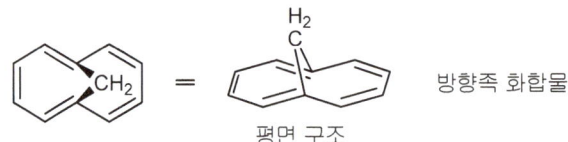

3) [14] annulene과 [18] annulene

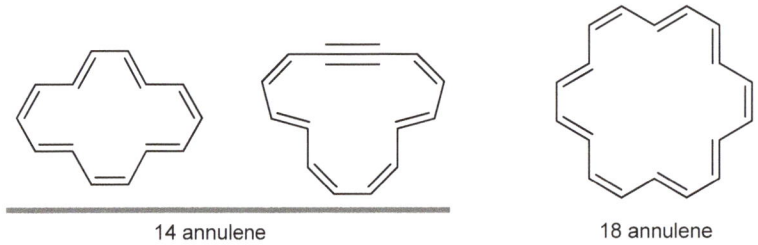

[14] 아눌렌과 [18] 아눌렌은 고리형이고 평면이며 콘쥬게이션을 이룬다. 그리고 Hückel 규칙을 만족하므로 방향족 화합물이다.

2. 방향족 이온

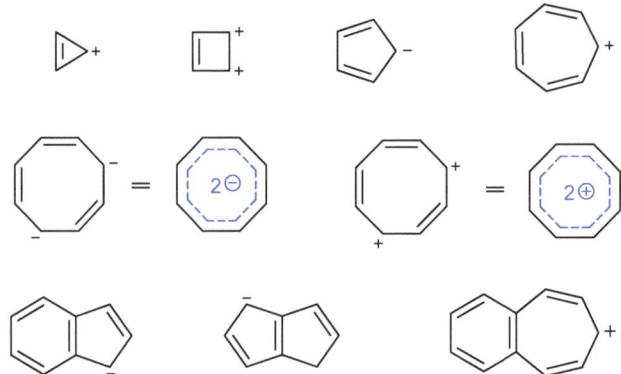

이들 방향족 이온은 다른 이온들에 비해 매우 안정하다. 따라서 이들을 생성시키는 다음 반응들은 매우 잘 일어난다.

① 구조식: 사이클로프로페닐 클로라이드 + AgBF₄ → 사이클로프로페닐 양이온 + AgCl(s)

② 인덴 (pKa = 15) + ⁻OC(CH₃)₃ → 인데닐 음이온 (pKa = 18) + HOC(CH₃)₃

③ 사이클로옥타테트라엔 + 2K → 사이클로옥타테트라엔 이음이온 + 2K⁺

④ 사이클로헵타트리엔 + Br₂ → 트로필리움 양이온 + Br⁻ + HBr

⑤ [H₂O에서 S$_N$1 반응 속도를 비교]

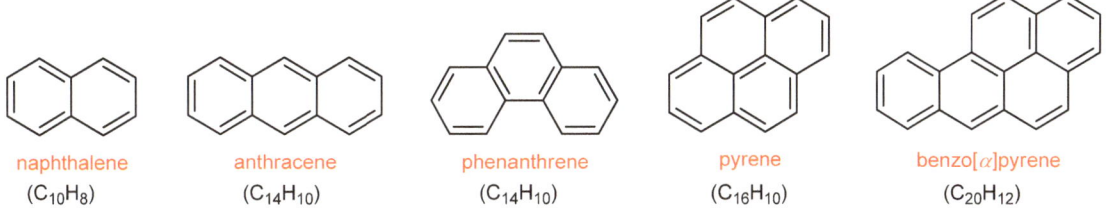

방향족 이온 / 방향족 이온

3. 다중 고리 방향족 화합물

naphthalene ($C_{10}H_8$)   anthracene ($C_{14}H_{10}$)   phenanthrene ($C_{14}H_{10}$)   pyrene ($C_{16}H_{10}$)   benzo[α]pyrene ($C_{20}H_{12}$)

4. 헤테로 고리 방향족 화합물

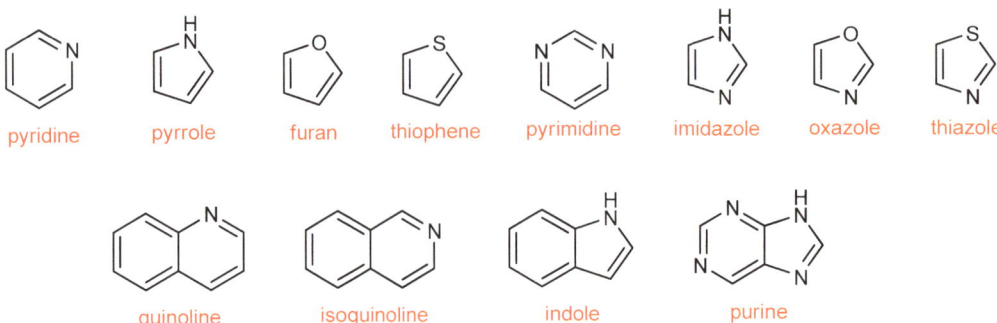

5. 그 외 방향족 화합물들

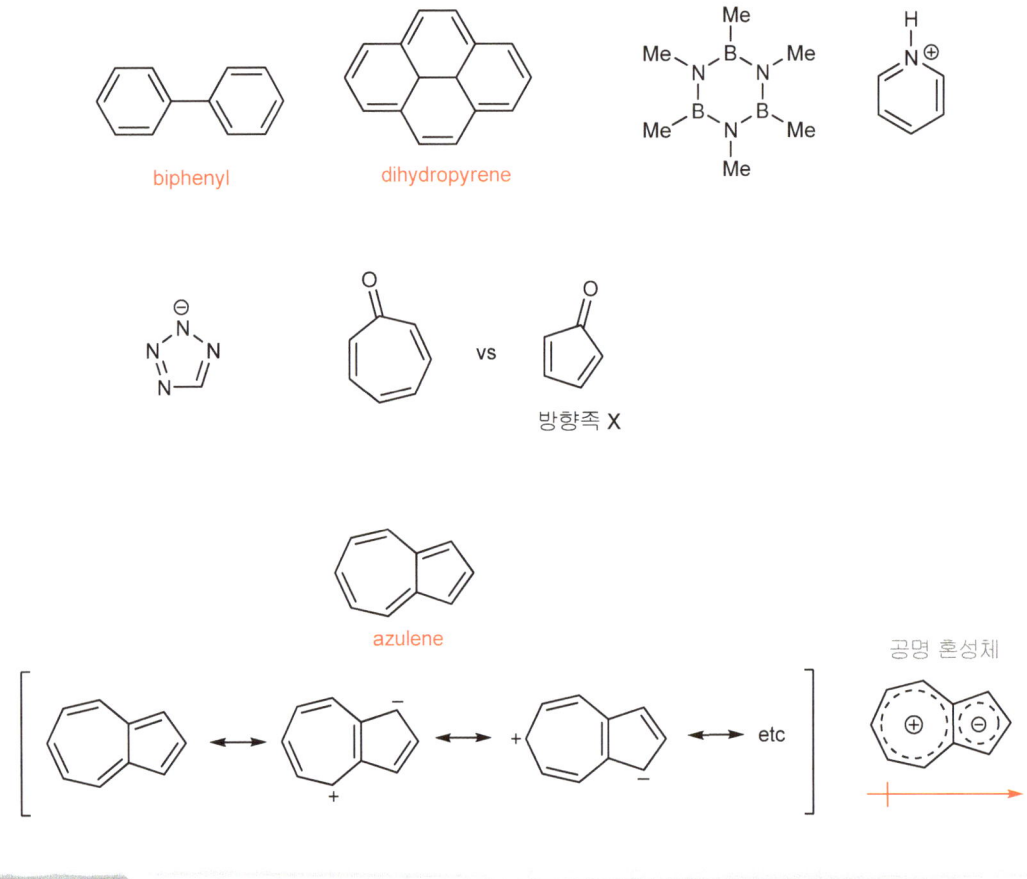

예제 1

다음 화합물의 쌍극자 모멘트 방향을 화살표로 나타내고 그 이유를 설명하시오.

정답
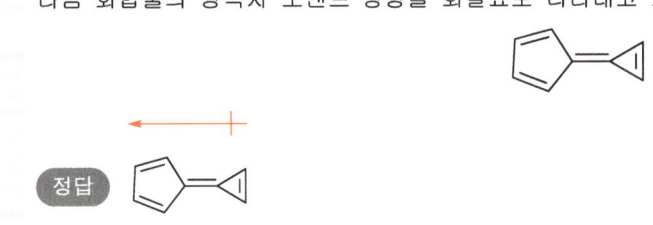

예제 2

화살표로 표시된 a와 b 산소의 혼성 오비탈은 무엇인가?

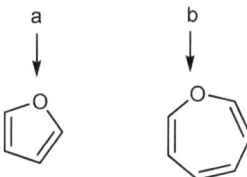

정답   a = sp², b = sp³

15

방향족 화합물의 반응

15.1 | 벤젠의 친전자성 방향족 치환반응(EAS)
15.2 | 5가지 기본 EAS 반응
15.3 | 할로젠화 반응 (halogenation)
15.4 | 나이트로화 반응 (nitration)
15.5 | 설폰화 반응 (sulfonation)
15.6 | Friedel-Crafts 알킬화 반응
15.7 | Friedel-Crafts 아실화 반응
15.8 | 치환기의 활성효과
15.9 | 치환기의 지향효과
15.10 | 치환기의 활성효과와 지향효과 보충
15.11 | EAS의 확장 및 응용
15.12 | 방향족 곁사슬 산화반응
15.13 | 다단계 합성에서 지향효과의 중요성
15.14 | 친핵성 방향족 치환반응(S_NAr)
15.15 | 방향족 화합물의 첨가반응들

15.1 | 벤젠의 친전자성 방향족 치환반응(EAS)

1. 벤젠의 일반적인 반응 형태

벤젠은 그 안정성 때문에 일반적인 반응 조건에서 알켄이나 알카인에서 일어나는 첨가 반응이나 산화, 환원반응은 일어나지 않는다. 대신 치환반응이 일어난다.

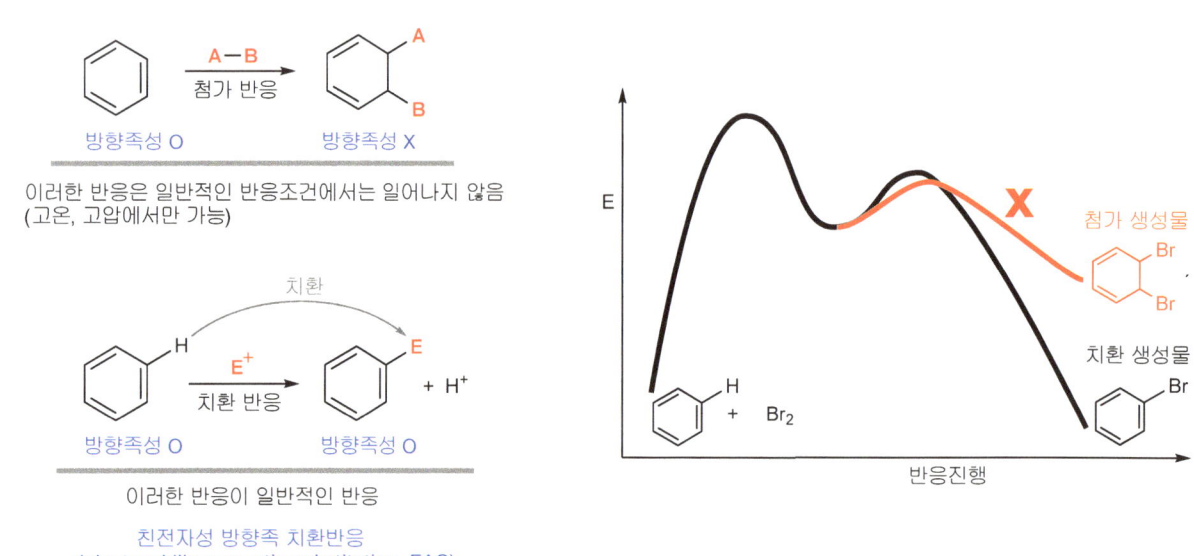

2. 친전자성 방향족 치환반응의 반응 메커니즘

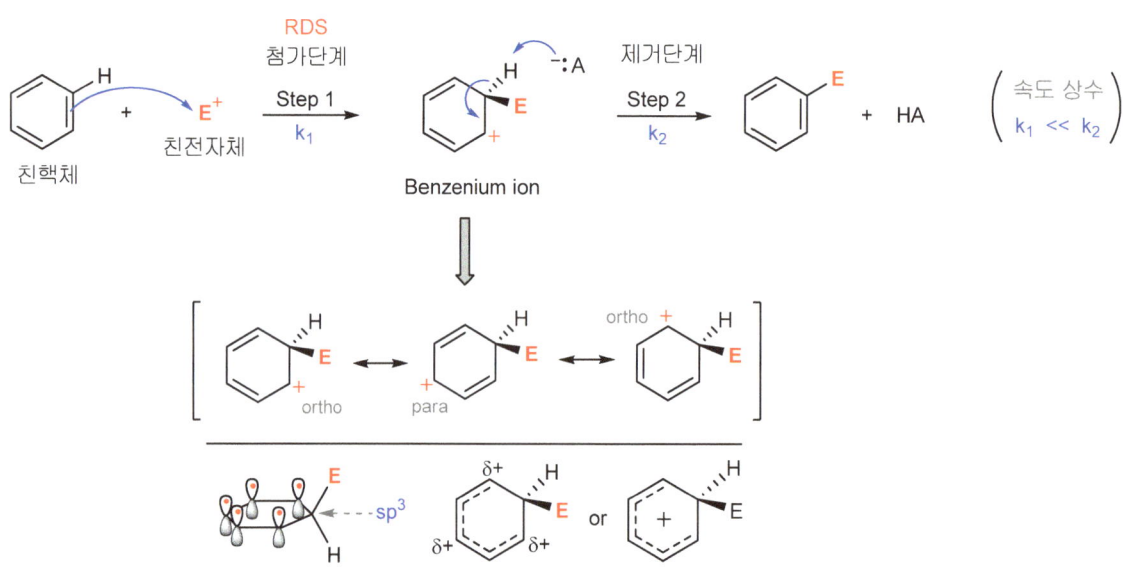

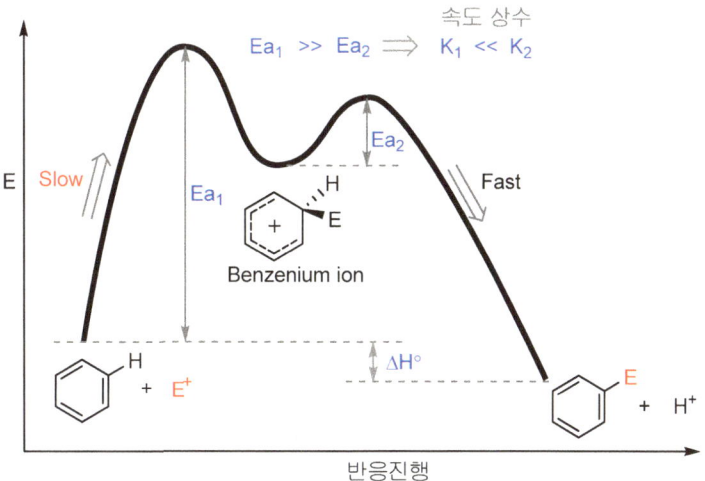

3. 메커니즘의 증명(중수소 동위원소 효과)

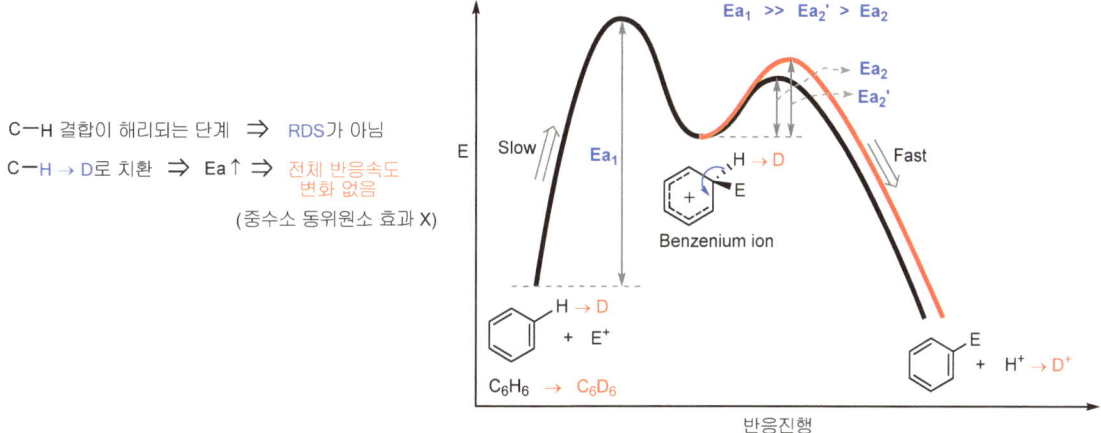

C—H 결합이 해리되는 단계 ⇒ RDS가 아님

C—H → D로 치환 ⇒ Ea↑ ⇒ 전체 반응속도 변화 없음

(중수소 동위원소 효과 X)

15.2 | 5가지 기본 EAS 반응

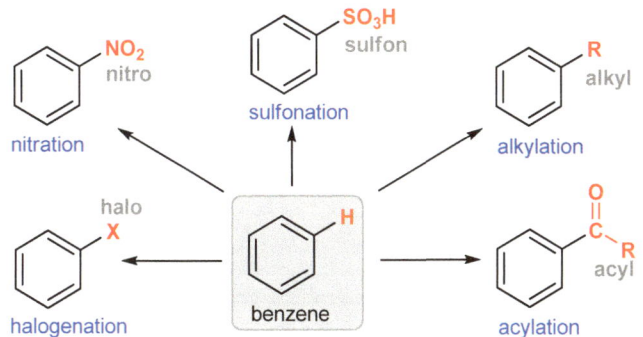

친전자성 방향족 치환반응은 강력한 친전자체가 필요하다. 어떤 강한 친전자체가 시약으로 사용되느냐에 따라서 5가지 기본 EAS 반응이 있다.

15.3 | 할로젠화 반응 (halogenation)

1. 전체 반응

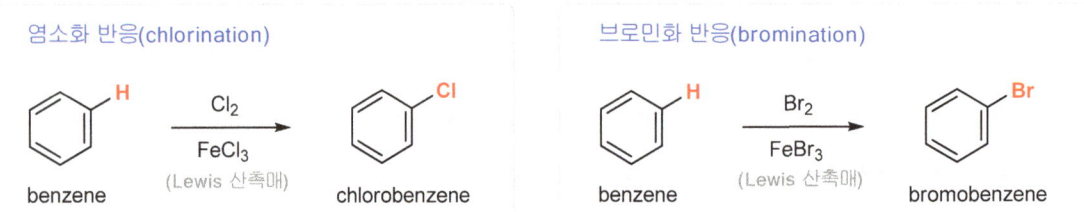

염소화 반응(chlorination) / 브로민화 반응(bromination)

할로젠화 반응은 할로젠 원자를 벤젠고리에 도입하는 반응이다. 염소나 브롬은 각각에 해당하는 FeX_3 또는 AlX_3 (주로 FeX_3를 사용)을 촉매로 사용한다. 강한 친전자체로 작용하는 것은 X^+(Cl^+ 또는 Br^+)이다.

2. 반응 메커니즘

1) E^+의 형성

$Cl-Cl + FeCl_3 \longrightarrow Cl-Cl-FeCl_3 \longrightarrow Cl^+ + FeCl_4^-$

E^+로 작용

2) EAS 메커니즘

RDS 첨가단계 → 제거단계 → 생성물 + HCl + $FeCl_3$ (촉매)

3. 할로젠화 반응에서 반응열(ΔH) 구하기

+112Kcal/mol
+46Kcal/mol
−81Kcal/mol
−87.5Kcal/mol
─────────────
ΔH = −10.5Kcal/mol

Benzenium ion

ΔH = −10.5Kcal/mol

+ Br_2 + $FeBr_3$ → + HBr + $FeBr_3$

반응진행

벤젠의 할로젠화 반응은 염소화 반응과 브로민화 반응만 해당된다. 브로민화 반응과 염소화 반응은 적당한 발열성 반응이다. 하지만 벤젠의 플루오린화 반응은 지나치게 발열성이어서 폭발에 이르고 아이오딘화 반응은 흡열성이어서 보통 일어나지 않는다. 플루오린화 반응이나 아이오딘화 반응은 다른 특별한 방법을 사용해야 한다.

15.4 | 나이트로화 반응 (nitration)

1. 전체 반응

benzene $\xrightarrow{HNO_3 / H_2SO_4}$ nitrobenzene

나이트로화 반응은 나이트로기(NO_2)가 벤젠고리에 도입되는 반응이다.
강한 친전자체로 작용하는 것은 nitronium ion(NO_2^+) 이다.

2. 반응 메커니즘

1) E^+ 의 형성

$HNO_3 \xrightarrow{H^+} H_2O^+-NO_2 \rightarrow {}^+NO_2 \text{ (nitronium ion)} + H_2O$

E^+ 로 작용

2) EAS 메커니즘

벤젠 + $^+NO_2$ $\xrightarrow{\text{RDS 첨가단계}}$ 아레늄 이온 중간체 $\xrightarrow[\text{제거단계}]{HSO_4^-}$ nitrobenzene + H_2SO_4 (촉매)

3. 나이트로 화합물의 환원반응

nitrobenzene $\xrightarrow{\text{환원제}}$ aniline

Ph-NO_2 $\xrightarrow[\text{2. NaOH}]{\text{1. Fe 또는 FeCl}_2 / HCl \text{ or Sn 또는 SnCl}_2 / HCl}$ Ph-NH_2

Ph-NO_2 $\xrightarrow{H_2 / Pd/C}$ Ph-NH_2

심화

[확장된 범위의 중요 반응]

1. 아릴 다이아조늄염의 생성과 반응
   ① 아릴 다이아조늄염의 생성 (diazotization)

   aniline $\xrightarrow{\text{NaNO}_2,\ \text{HCl}}_{0°C}$ benzenediazonium salt

   1차 방향족 아민은 0°C에서 아질산(nitrous acid)과 반응하여 아릴 다이아조늄염(aryldiazonium salt)을 생성하는데, 이 과정을 다이아조늄화 반응(diazotization)이라고 한다.

   ② 아릴 다이아조늄염의 반응

   benzenediazonium (N_2^+) 으로부터:
   - ❶ CuCl, Δ → Ar–Cl
   - ❷ CuBr, Δ → Ar–Br
   - ❸ CuCN, Δ → Ar–CN (❶❷❸ Sandmeyer 반응)
   - ❹ HBF₄, Δ → Ar–F (Schiemann 반응)
   - ❺ KI → Ar–I
   - ❻ H₂O / Cu₂O / Cu²⁺ → Ar–OH
   - ❼ H₃PO₂ → Ar–H

2. 다이아조 짝지음 반응(diazo coupling reaction)

   [메커니즘 = EAS]

   benzenediazonium
   약한 친전자체(bulky) + 친핵체 (강한 EDG: –OH, –OR, –NR₂, –NRH, –NH₂)

   → 첨가단계 → 제거단계 → azo bond (노란색의 아조 염료)

15.5 | 설폰화 반응 (sulfonation)

1. 전체 반응

benzene + SO$_3$, H$_2$SO$_4$ or H$_2$SO$_4$, heat → benzenesulfonic acid (Ph–SO$_3$H) + H$_2$O

설폰화 반응은 –SO$_3$H가 벤젠고리에 도입되는 반응이다.
강한 친전자체로 작용하는 것은 설포늄이온($^+$SO$_3$H)이다.

[설폰화 반응의 특징]
다른 친전자성 치환반응과 달리 가역적인 반응이다. 따라서 르샤틀리에 원리에 따라 평형을 조절할 수 있다.
① 설폰화 반응(정반응) : 진한 산(주로 발연황산)에서 우세
② 탈설폰화 반응(역반응) : 뜨겁고 묽은 산 수용액에서 우세

benzenesulfonic acid $\xrightarrow{\text{H}_3\text{O}^+,\ \text{heat}}$ benzene

---

2. 반응 메커니즘

1) E$^+$의 형성

발연 황산 SO$_3$, H$_2$SO$_4$ ⇒ O=S(=O)=O + H$^+$ → O=S$^+$(=O)–OH (sulfonium) = $^+$SO$_3$H (E$^+$로 작용)

H$_2$SO$_4$, heat ⇒ HO–SO$_3$H (base) + H–OSO$_3$H (acid) $\xrightarrow{\text{heat}}$ H$_2$O$^+$–SO$_3$H → H$_2$O + $^+$SO$_3$H

2) EAS 메카니즘

benzene + $^+$SO$_3$H $\xrightarrow{\text{RDS 첨가단계}}$ arenium ion (H, SO$_3$H) $\xrightarrow{\text{HSO}_4^-\ \text{제거단계}}$ benzenesulfonic acid + H$_2$SO$_4$

15.6 | Friedel-Crafts 알킬화 반응 (Friedel-Crafts alkylation)

1. 전체 반응

benzene + RCl →(AlCl₃) alkyl benzene(arene)

2. 반응 메커니즘

1) 2° or 3° RCl인 경우
 ① E⁺의 형성

 R–Cl (2° or 3°) + AlCl₃ ⟶ R–Cl–AlCl₃ ⟶ R⁺ (2° or 3°) + AlCl₄⁻
 (E⁺로 작용)

 ② EAS 메카니즘

 benzene + R⁺ (2° or 3°) —첨가단계→ 아레늄 이온 —제거단계(Cl–AlCl₃)→ alkyl benzene + HCl + AlCl₃ (촉매)

2) CH₃Cl 또는 EtCl 인 경우

 benzene →(CH₃CH₂Cl / AlCl₃)→ ethylbenzene

 루이스 산-염기 착물 (CH₃CH₂⁺–Cl–AlCl₃⁻) → 첨가단계 → 아레늄 이온 → 제거단계(AlCl₄⁻) → ethylbenzene

methyl 또는 1차 탄소양이온은 매우 불안정하여 생성되기 매우 어렵다. 따라서 R기가 methyl 또는 ethyl인 경우 루이스 산-염기 착물 자체가 친전자체로 작용하여 반응을 일으키게 된다.

3) 1° RCl 인 경우

RCl가 EtCl를 제외한 1차 RCl 인 경우 다음과 같이 자리 옮김에 의해 생성된 탄소양이온이 친전자체로 작용하여 알킬화 반응이 우세하게 일어난다.

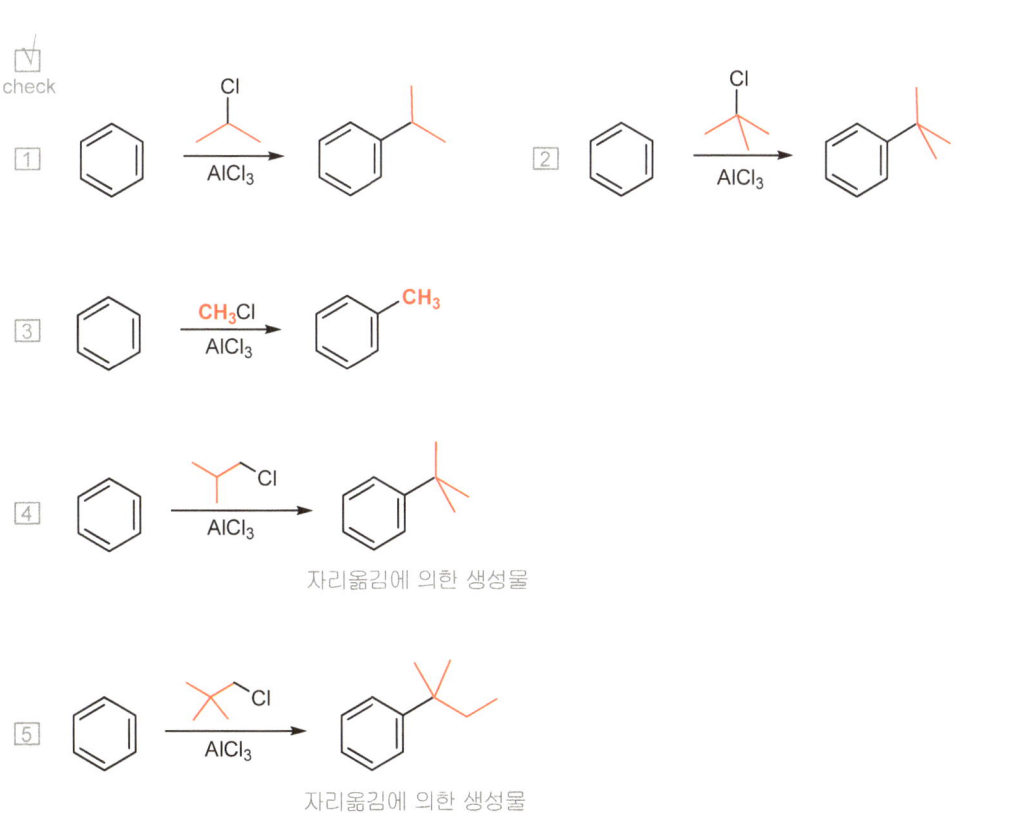

5. 반응의 적용 (생성물은 단일 알킬화 생성물만 나타내었음!)

Mechanism Box

390 | 박쌤의 PEET 통합 유기화학

15.7 | Friedel-Crafts 아실화 반응 (Friedel-Crafts acylation)

1. 전체 반응

Friedel-Crafts 아실화 반응은 벤젠고리에 아실기가 도입되는 반응이며, 강한 친전자체로 작용하는 화학종은 탄소양이온인 아실륨이온(acylium ion)이다.

2. 반응 메커니즘

1) E^+ 의 형성

공명 안정화된 탄소양이온
자리옮김 일어나지 않음

RCl과 루이스 산($AlCl_3$)과의 반응에서 공명 안정화된 아실륨이온이 형성된다.
아실륨이온은 안정한 탄소양이온 중간체로 자리 옮김이 일어나지 않는다.
또한 안정한 아실화 반응은 알킬화 반응에 비해 일반적으로 더 빠르게 반응을 진행시킨다.

2) EAS 메커니즘

케톤과 착물 형성
→재생 안됨
→촉매량이상 과량 필요

4. 반응의 적용

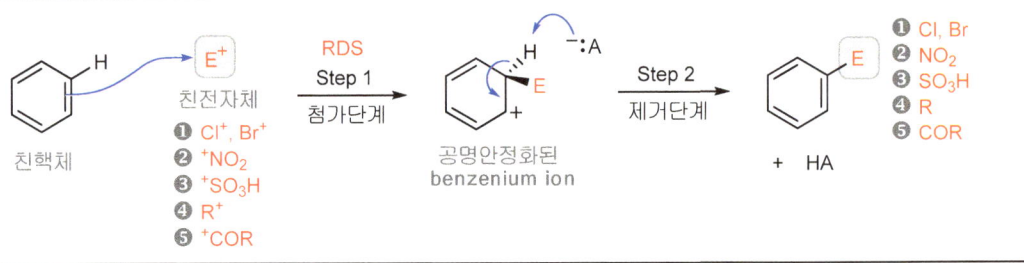

[EAS 기본반응 요약 정리]

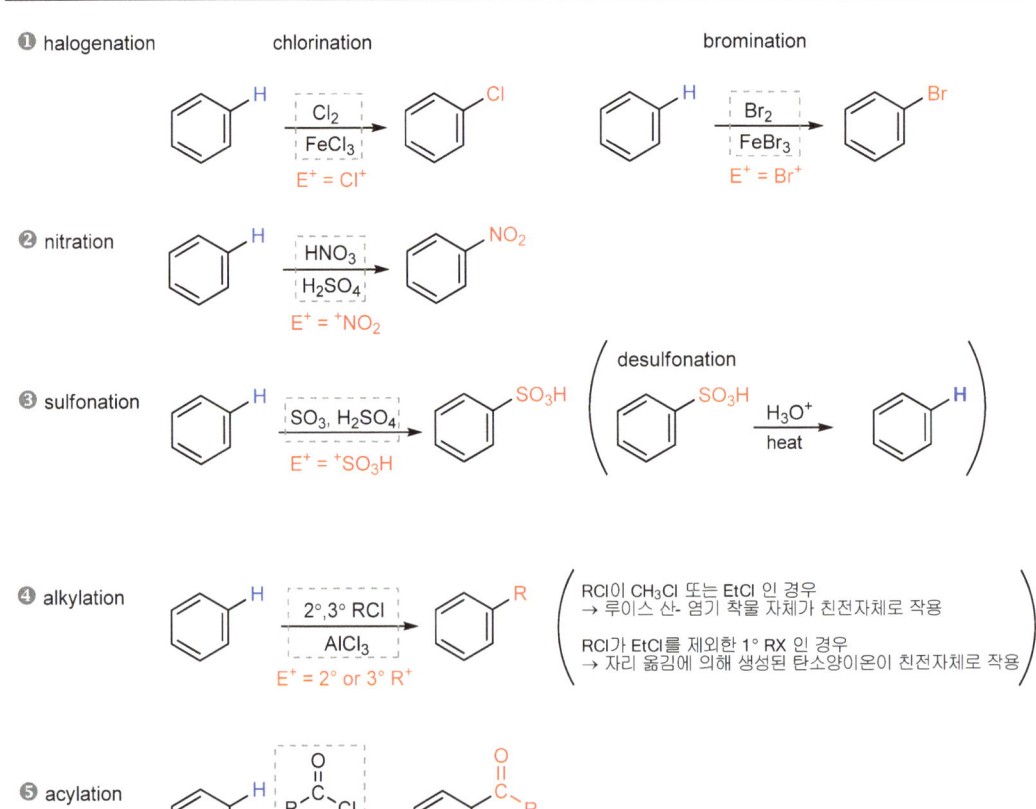

15.8 | 치환기의 활성효과

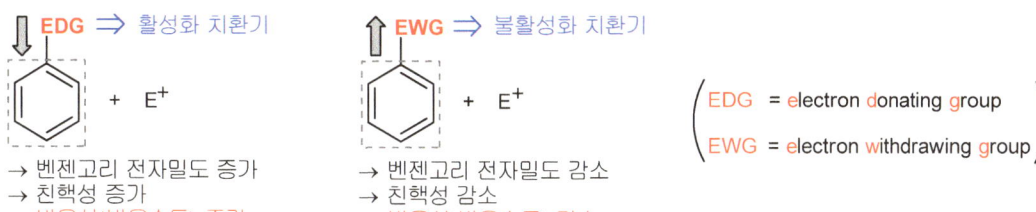

치환기가 EAS 반응성에 어떠한 영향을 미치는지는 치환기가 EDG인가 EWG인가에 따라 결정된다. EAS반응에서 벤젠은 친핵체로 작용하기 때문에 고리에 전자를 주는 치환기(EDG)는 고리의 전자밀도를 증가시켜서 벤젠의 친핵성도을 더욱 크게 만들기 때문에 친전자체에 대한 반응속도는 더욱 빨라진다. 반대로 고리로부터 전자를 끌어당기는 치환기(EWG)는 고리의 전자밀도를 감소시켜서 반응을 느리게 한다. 이러한 성향은 실제로 모든 친전자성 치환반응에서 볼 수 있다. 반응속도를 더욱 빠르게 하는 치환기인 EDG를 **활성화 치환기**(activating substituents)라고 부르고 반응속도를 느리게 하는 치환기인 EWG를 활성 저하 또는 **불활성화 치환기** (deactivating substituents)라고 부른다.

친전자성 방향족 치환반응에서 활성화 치환기와 불활성화 치환기는 유발효과와 공명효과의 상호작용에 의해서 결정된다.

활성효과 크기: (EAS 상대 속도)

EDG (활성화 치환기)		benzene	EWG (불활성화 치환기)	
강 EDG	약 EDG		약 EWG	강 EWG
Group 1	Group 2		Group 3	Group 4

강 EDG > 약 EDG > benzene > 약 EWG > 강 EWG

Group 1 (강 EDG) (A = O, N)

전자-끌기 유발효과 << 전자-주기 공명효과

Ph—O⁻ > Ph—N(CH₃)₂ > Ph—O—R > Ph—NH—C(=O)R > Ph—O—C(=O)R
       amino   hydroxy/alkoxy   amide   ester

O⁻ , NH₂ , NH(CH₃) , OH , OCH₃ , NHCOCH₃ , OCOCH₃

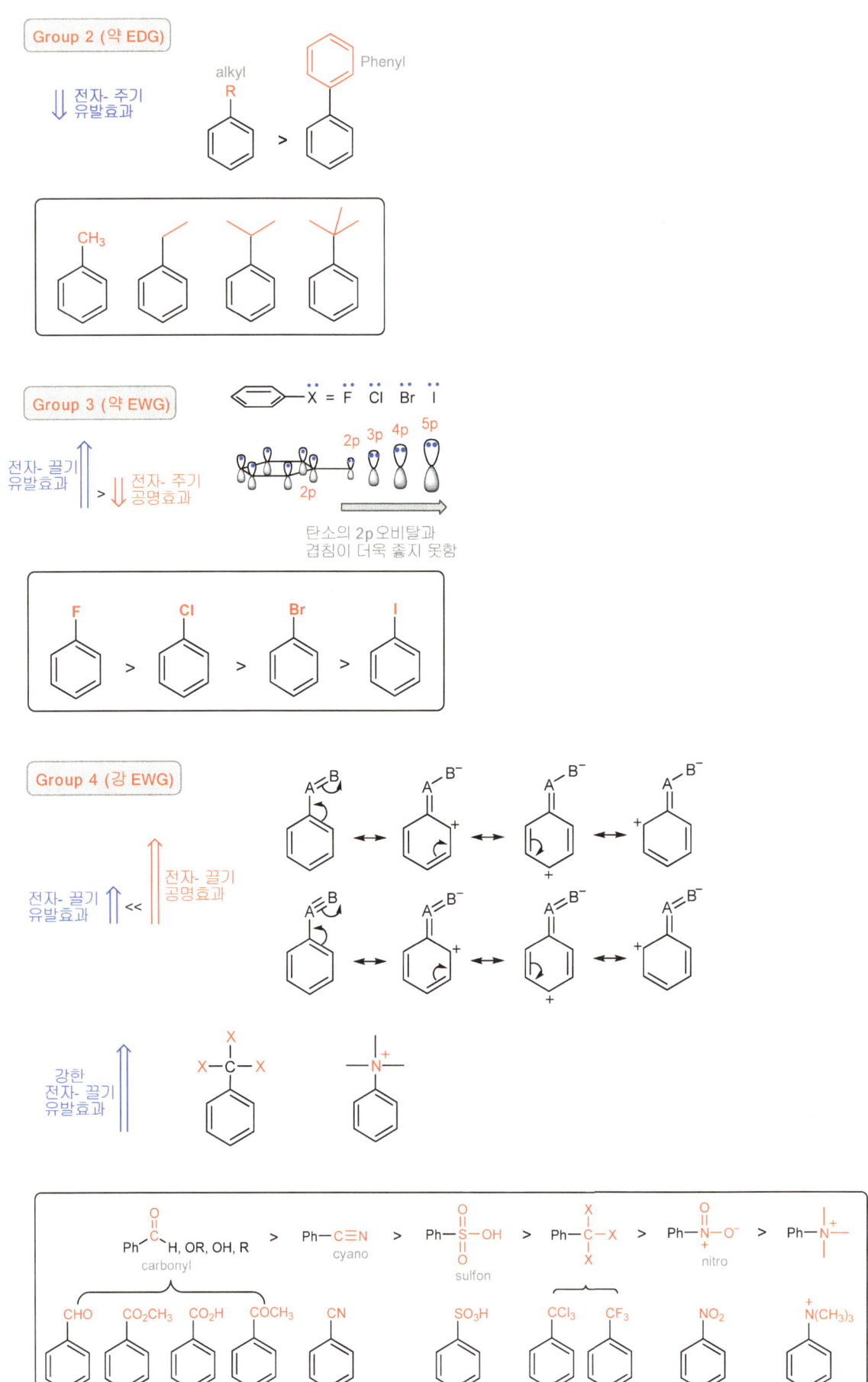

15.9 | 치환기의 지향효과

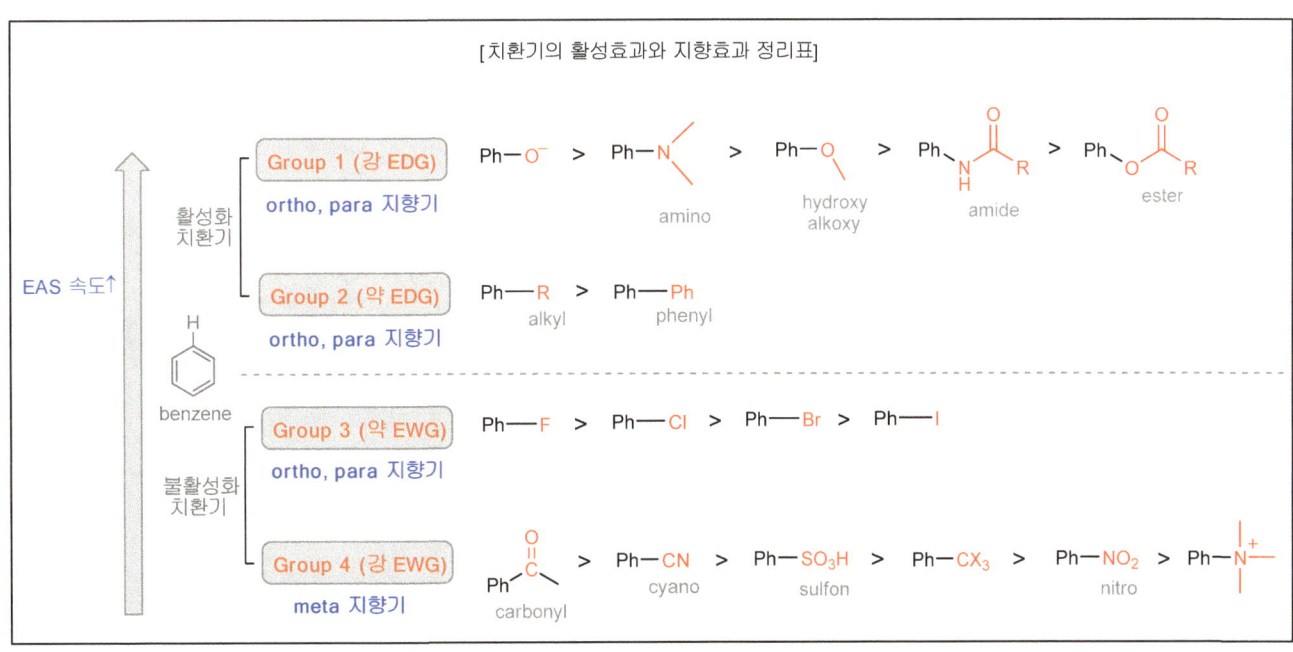

-실험 자료-

[치환기 Y에 따른 나이트로화 반응의 지향효과]

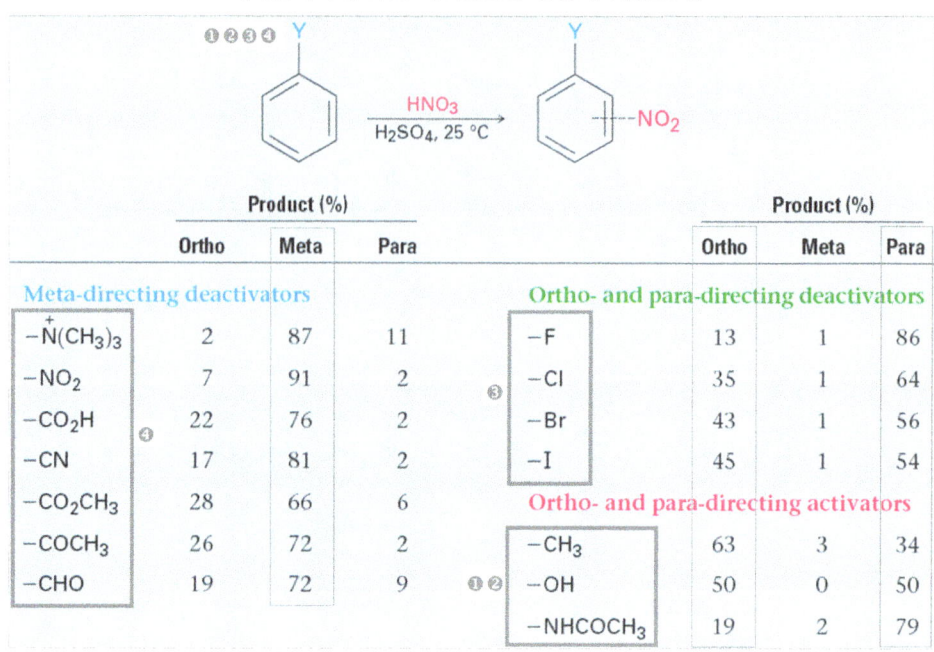

[치환기 종류에 따른 나이트로화 반응의 활성효과와 지향효과 비교]

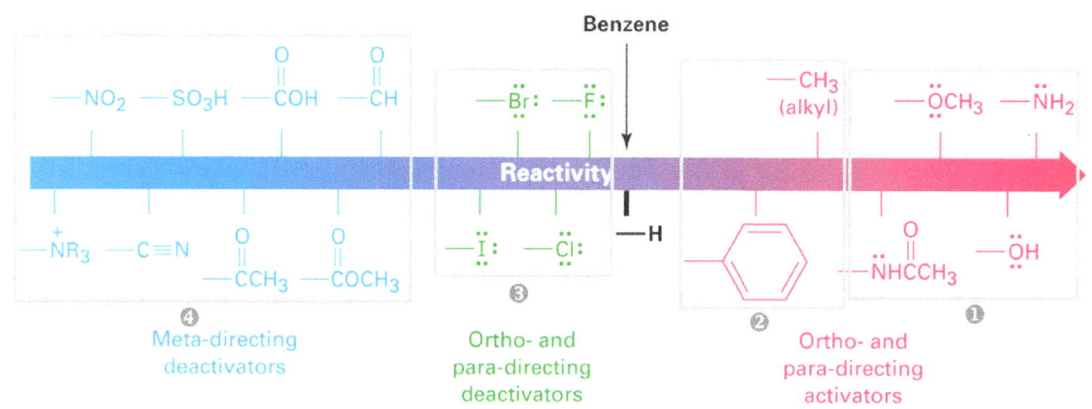

1. 오쏘, 파라(ortho, para) 지향기

치환기가 존재하는 벤젠의 친전자성 치환반응에서 만약 친전자체가 ortho나 para 위치에 첨가 된다면 benzenonium ion의 세 공명 구조 중 하나는 양전하가 치환기에 연결된 탄소에 존재한다. 만약 치환기가 전자를 주는 그룹(EDG)이라면 더욱 그 양전하를 유발효과 또는 공명효과로 안정화 시킬 수 있게 되므로 더 안정한 benzenonium ion 중간체를 만들 수 있는 ortho, para쪽으로의 치환반응이 유리해진다.

예 : 페놀의 나이트로화반응에서)

2. 메타(meta) 지향기

치환기가 존재하는 벤젠의 친전자성 치환반응에서 만약 친전자체가 ortho나 para 위치에 첨가 된다면 benzenonium ion의 세 공명 구조 중 하나는 양전하가 치환기에 연결된 탄소에 존재한다. 만약 치환기가 전자를 끌어당기는 그룹(EWG)이라면 더욱 양전하를 증가 시킬 것이고 그로인해 중간체는 더욱 불안정해질 것이다. 따라서 조금이라도 더 안정한 benzenonium ion 중간체를 형성할 수 있는 meta쪽으로의 치환반응이 유리해진다.

예 : 벤즈알데하이드의 염소화반응에서)

3. 할로겐 치환기: 활성 저하 치환기이며 ortho, para 지향기

할로겐은 활성 저하기면서 오쏘, 파라 지향기라는 독특한 성질을 가지고 있다. 할로겐은 전자 끌기 유발효과가 전자 주기 공명효과에 비해 더 크게 작용하므로 활성 저하 치환기이다. 하지만 할로겐은 비공유 전자쌍을 가지고 있으므로 양의 전하를 띠고 있는 탄소에 전자를 내어줄 수 있다.(resonance effect) 이렇게 전자를 내어줌으로써 오쏘나 파라 공격으로부터 생성되는 중간체를 안정화시킬 수 있기 때문에 할로겐은 ortho, para 지향기이다.

4. 반응의 적용

✓ 파라 생성물이 선택적으로 생성되는 경우

오쏘와 파라 생성물은 똑같은 양으로 만들어지는 경우는 거의 드물다. 그 이유는 주로 입체장애 때문이다. 치환기가 크거나 또는 친전자체의 부피가 큰(bulky) 경우 그 크기가 클수록 오쏘 위치에 대한 공격은 파라 위치의 공격보다 더 방해를 받는다.

✓ 오쏘 생성물을 합성하는 방법 : blocking group(막기기)로 설폰화 반응 이용

15.10 | 치환기의 활성효과와 지향효과 보충 고급

1. 둘 이상의 치환기가 존재할 때 활성효과와 지향효과

1) 활성효과

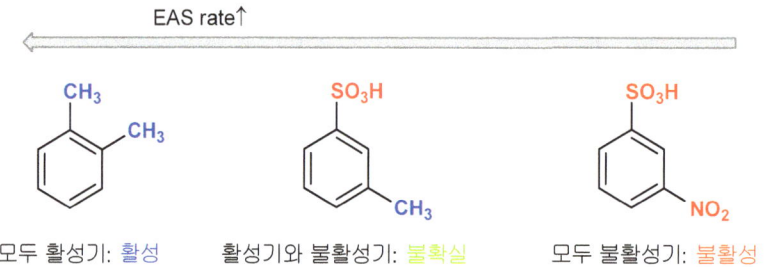

2) 지향효과
   ① 두 치환기의 지향효과가 서로 겹치는 경우 : 겹치는 위치에서 EAS반응이 일어난다.

   ② 두 치환기의 지향효과가 서로 대립되는 경우
   a. 일반적으로 보다 강력한 활성화 치환기가 지향하는 위치에서 EAS반응이 일어난다.
   (예외: Cl와 R기의 지향효과가 대립되는 경우 Cl보다 R기의 활성효과가 크지만 Cl가 지향하는 위치로 반응이 일어날 때 중간체를 더욱 안정화 시킬 수 있기 때문에 Cl 치환기가 지향하는 위치에서 일반적으로 EAS반응이 일어난다.)

   b. 두 치환기의 활성이 비슷하거나 똑같다면 두 치환기가 지향하는 위치에서 모두 EAS반응이 일어나 혼합물이 얻어진다.

   c. 두 치환기의 활성이 비슷하지만 부피의 차이가 있는 경우는 입체 장애가 작은 위치로 치환된 생성물이 일반적으로 주생성물이다.

③ 메타-이치환 화합물에 있어서 지향효과

메타-이치환 화합물에서 두 개의 치환기 사이의 위치는 공간의 입체장애가 너무 커서 그 위치에서 반응은 일반적으로 쉽게 일어나지 않는다.

예제

다음 반응의 주생성물 A, B는 무엇인가?

해설

2. 활성화된 벤젠의 EAS 반응

1) 활성화된 벤젠의 할로젠화 반응

벤젠고리가 강한 활성화 치환기인 -OH, $-NH_2$ 가 존재하는 경우 할로젠화 반응을 일으키면 반응성이 매우 커서 다중할로젠화 반응이 일어난다. 즉, 오쏘와 파라위치에 모두 치환되는 생성물이 얻어진다. 또한 같은 이유로 인해 할로젠화 반응 시 루이스 산 촉매($FeBr_3$ 또는 $FeCl_3$)를 필요로 하지 않는다.

만약 페놀의 경우 친전자성 반응도를 감소시키는 조건인 CS_2 용액에서 저온으로 반응시키면 para 생성물이 주생성물로 얻어진다.

2) 페놀의 EAS반응에서 생성 혼합물의 분리

높은 bp   낮은 bp

높은 bp   낮은 bp

[수증기 증류법에 의한 이성질체 분리]
생성된 ortho 와 para 이성질체들은 수증기 증류법에 의해 순순 분리 될 수 있다. ortho 이성질체는 분자 내 수소결합 때문에 para 이성질체보다 끓는점이 낮아 더 휘발성이 큰 이성질체이다. 그러므로 ortho 이성질체가 먼저 수증기와 함께 쉽게 증발되어서 나온다.

분자 내 수소결합

3. 두 고리 벤젠 유도체의 EAS 반응에서 활성효과와 지향효과

두 고리 벤젠 유도체는 반응성이 큰 고리에서 반응이 일어나며 보다 강력한 치환기가 있다면 그 치환기가 지향하는 위치로 치환된 생성물이 주생성물이 된다.

예제

두 고리 벤젠 유도체들에 염소화 반응을 진행하였을 때 A와 B 중 B고리에서 반응이 일어나는 것은?

해설 (1), (2), (3)

15.11 | EAS의 확장 및 응용

1. 아이오딘화 반응(iodination)

벤젠 + I_2 / HNO_3 → 아이오도벤젠, $E^+ = I^+$

벤젠 + I_2 / $CuCl_2$ → 아이오도벤젠, $E^+ = I^+$

$$1/2\, I_2 + HNO_3 + H^+ \longrightarrow I^+ + NO_2 + \cdot + H_2O$$

$$I_2 + 2Cu^{2+} \longrightarrow 2\,I^+ + 2Cu^+$$

2. Gatterman-Koch 폼일화반응

benzene + CO/HCl, $AlCl_3$ / CuCl → benzaldehyde (formyl)

$E^+ = {}^+COH$

3. 변형된 Friedel-Crafts 알킬화 반응

benzene + R^+ → alkyl benzene(arene)

변형된 Friedel-Crafts 알킬화 반응:

1. R–Cl / $AlCl_3$ → R^+ (예) cyclohexyl–Cl + $AlCl_3$ → cyclohexyl$^+$ + $AlCl_4^-$
2. R–OH / H^+ → R^+ (예) cyclohexanol + H_2SO_4 → cyclohexyl$^+$ + H_2O
3. R–OH / BF_3 → R^+ (예) cyclohexanol + BF_3 → cyclohexyl$^+$ + BF_3OH
4. alkene / HF → R^+ (예) methylcyclohexene + HF → cyclohexyl$^+$ + F^-
5. alkene / H^+ → R^+ (예) methylcyclohexene + H_2SO_4 → cyclohexyl$^+$ + HSO_4^-

Friedel-Crafts 알킬화 반응의 일반적인 시약은 R–Cl와 $AlCl_3$ 이다. 이 시약에 의해 만들어지는 화학종은 보통 탄소양이온(R^+)이며, 이 탄소양이온이 강한 친전자체로 작용하여 벤젠과 EAS 반응을 하고 알킬화 반응 생성물을 만든다.
이 시약 외에 탄소양이온을 쉽게 형성시킬 수 있는 다른 시약들도 Friedel-Crafts 알킬화 반응에 이용될 수 있다.

예제 1

다음 단일 알킬화 반응의 주생성물 A~D는 무엇인가?

[해설]

A, B = 이소프로필벤젠 (cumene)
C = tert-부틸벤젠
D = 사이클로헥실벤젠

예제 2

다음 반응에서 단일 알킬화 생성물 B를 주생성물로 얻을 수 있는 반응시약을 <보기>에서 있는 대로 고르시오.

<보 기>

1. (2-클로로-2-메틸부탄) / AlCl₃
2. (2-메틸-2-부탄올) / H₂SO₄
3. (2-메틸-2-부탄올) / BF₃
4. (3-메틸-2-부탄올) / H₂SO₄
5. (2-클로로-3-메틸부탄) / AlCl₃
6. (3-메틸-2-부탄올) / BF₃
7. (2-메틸-1-부텐) / HF
8. (2-메틸-1-부텐) / H₂SO₄
9. (2-메틸-2-부텐) / HF
10. (2-메틸-2-부텐) / H₂SO₄

[해설] 1~10 시약 모두 주생성물로 B를 얻을 수 있다. (특히, 4,5,6번 시약은 자리 옮김이 일어남)

4. 변형된 Friedel-Crafts 아실화 반응

예제

다음 반응의 주생성물 A와 B는 무엇인가?

정답

A, B

5. 분자 내 Friedel-Crafts 알킬화 반응과 아실화 반응

1) 분자 내 Friedel-Crafts 알킬화 반응

2) 분자 내 Friedel-Crafts 아실화 반응

예제

다음 반응의 주생성물 A와 B는 무엇인가?

해설

15. 방향족 화합물의 반응

6. Friedel-Crafts 반응의 한계점과 극복방법

1) Friedel-Crafts 반응의 한계점
   ① 한계점 1 (알킬화, 아실화 모두 해당됨)
   Friedel-Crafts 반응은 할로겐원자를 제외한 불활성화기(Group 4)가 치환되어 있거나 강한 활성화기라도 아미노기($-NR_2$, $-NH_2$, $-NRH$)가 치환되어 있을 때는 반응이 일어나지 않는다.

Y = 할로겐원자를 제외한 불활성화기(Group 4) 또는 아미노기임

Group 4: $-\overset{+}{N}R_3$, $-NO_2$, $-CN$, $-SO_3H$, $-CHO$, $-COCH_3$, $-CO_2H$, $-CO_2CH_3$, $-NH_2$, $-NHR$, $-NR_2$

아미노기는 강한 활성기이지만 루이스염기로써 루이스산과 반응을 해서 착물을 생성시키기 때문에 안 되는 것이다.

예제

다음 반응의 가장 적절한 메커니즘을 제시하라.

해설

1) HNO$_3$, H$_2$SO$_4$
2) AcCl, AlCl$_3$

1) AcCl, AlCl$_3$
2) HNO$_3$, H$_2$SO$_4$

② 한계점 2 (알킬화만 해당됨)

Friedel-Crafts 알킬화반응에서 아릴과 비닐자리 할로젠화물을 사용하는 경우 알킬화반응이 일어나지 않는다.

③ 한계점 3 (알킬화만 해당됨)

알킬화 반응은 탄소양이온의 자리 옮김이 가능한 구조에서는 자리 옮김이 일어나고 알킬기가 활성화 치환기이기 때문에 알킬화반응의 생성물은 출발물질보다 반응성이 더 커져서 다중알킬화반응(multiple alkylatiom)을 피하기 힘들다. 아주 과량의 벤젠을 사용하면 어느 정도 다중화를 피할 수 있지만 그리 선택적인 방법은 아니다.

2) Friedel-Crafts 알킬화반응 한계점의 극복방법

1. Clemmensen 환원반응 — Zn(Hg) / HCl

2. Wolff-Kishner 환원반응 — NH_2NH_2 / NaOH

3. 금속촉매 수소화반응 — H_2 / Pd/C

[환원제의 선택]

① Clemmensen 환원반응은 반응 시약이 산성이기 때문에 반응물에 산에 민감한 작용기가 있을 때는 사용할 수 없다.

② Wolff-Kishner 환원반응은 반응 시약이 염기성이기 때문에 반응물에 염기에 민감한 작용기가 있을 때는 사용할 수 없다.

③ 금속촉매 수소화반응은 탄소-탄소 다중결합을 환원시키고 NO_2 기를 NH_2 로 환원시키기 때문에 이러한 작용기를 포함하고 있는 반응물에는 사용할 수 없다.

예제 1

다음 반응의 가장 적절한 메커니즘을 제시하라.

해설

예제 2

다음 반응의 가장 적절한 메커니즘을 제시하라.

해설

벤젠 → (프로피오닐 클로라이드, AlCl₃) → 페닐 에틸 케톤 → (Cl₂, FeCl₃) → m-클로로 페닐 에틸 케톤 → (Zn(Hg), HCl) → m-클로로 프로필벤젠 → (HNO₃, H₂SO₄) → 4-클로로-1-니트로-2-프로필벤젠

예제 3

다음 반응의 가장 적절한 메커니즘을 제시하라.

해설

벤젠 → (이소부티릴 클로라이드, AlCl₃) → 페닐 이소프로필 케톤 → (Zn(Hg), HCl) → 이소부틸벤젠 → (SO₃, H₂SO₄) → 4-이소부틸벤젠설폰산

[환원제의 특징 비교 정리]

① Clemmensen 또는 Wolff-Kishner 환원반응은 케톤 또는 알데하이드의 카보닐기만 환원시킨다. 다른 카보닐 화합물의 카보닐기의 환원은 일반적으로 불가능하다.

$R_1\text{-CO-}R_2$ (or Ar) $\xrightarrow{\text{Zn(Hg)/HCl}}$ $R_1\text{-CH}_2\text{-}R_2$ (or Ar)

$R_1\text{-CO-}R_2$ (or Ar) $\xrightarrow{\text{NH}_2\text{NH}_2/\text{NaOH}}$ $R_1\text{-CH}_2\text{-}R_2$ (or Ar)

② 금속촉매 수소화반응

$R_1\text{-CO-}R_2$ $\xrightarrow{\text{H}_2/\text{Pd/C}}$ $R_1\text{-CH(OH)-}R_2$

$\text{Ar-CO-}R_2$ $\xrightarrow{\text{H}_2/\text{Pd/C}}$ [Ar-CH(OH)-R_2] → Ar-CH$_2$-R_2

$\xrightarrow{\text{NaBH}_4 \text{ or LiAlH}_4}$ Ar-CH(OH)-R_2

Ar-NO_2 $\xrightarrow{\text{H}_2/\text{Pd/C}}$ Ar-NH_2

7. EAS 반응에서 아닐린(aniline)의 한계점과 극복방법

1) 한계점

① 한계점 1 : $-NH_2$ 기는 아주 강한 활성화기이기 때문에 할로젠화 반응 시 다중화가 불가피하다.

② 한계점 2 : Friedel-Crafts 반응이 불가능하다.

③ 한계점 3 : 진한 산에서 나이트로화 반응은 매우 느리고 대부분 메타지향이다.

2) 한계점의 극복방법

활성효과 감소
염기도 감소
p 위치 선택적 치환

위의 문제점들은 아세틸화 반응으로 $-NH_2$ 을 $-NHCOCH_3$ 로 바꿈으로써 극복할 수 있다. 원하는 반응을 한 후에는 다시 $-NHCOCH_3$ 를 $-NH_2$ 로 바꾸면 된다.

[오쏘 위치에 치환하는 방법]

만약 오쏘 위치에 치환하기 원한다면 설폰화반응을 이용하면 된다. 여기서 설폰기는 파라 위치에 치환되는 것을 막는 막기기(blocking group)로 이용되는 것이다.

15. 방향족 화합물의 반응 | 415

8. 약한 친전자체를 시약으로 사용하는 응용 EAS

1) 친전자체(E^+) = 에폭사이드(epoxide)

2) 친전자체(E^+) = 케톤(ketone)

3) 친전자체(E^+) = 아릴 다이아조늄

15.12 | 방향족 곁사슬 산화반응 고급

고온에서 강한산화제와 알킬벤젠을 반응시키면 벤질자리 탄소에서 산화반응이 일어나서 카복실산까지 산화된다. 강한 산화제로 보통 $KMnO_4$ 또는 $Na_2Cr_2O_7$를 사용한다.

[반응조건]
산화제에 의해서 카복실산으로의 산화가 일어나기 위해서는 벤질자리에 수소(benzylic hydrogen)가 존재해하거나 파이결합이 존재해야한다. 따라서 다음과 같은 반응은 일어나지 않는다.

[반응의 적용]

15.13 | 다단계 합성에서 지향효과의 중요성 〔고급〕

EAS 반응이 포함된 다단계 반응에서 원하는 화합물을 합성하기 위한 합성 순서를 고려할 때 치환기의 지향효과 및 활성효과를 반드시 고려하여야 한다. 다음 반응 예들을 보자.

ortho, para 지향기   ortho, para 지향기

Br$_2$ / FeBr$_3$ → bromobenzene

CH$_3$COCl / AlCl$_3$ → 4-bromoacetophenone (para 이성질체만 순수분리)

HNO$_3$ / H$_2$SO$_4$ → (meta 지향기)

15.14 | 친핵성 방향족 치환반응(Nucleophilic Aromatic Substitution, S_NAr)

EAS 반응이 방향족 화합물에서의 일반적인 반응이다. 하지만 특별한 조건에서 친핵성 방향족 치환반응, S_NAr이 일어날 수 있다.

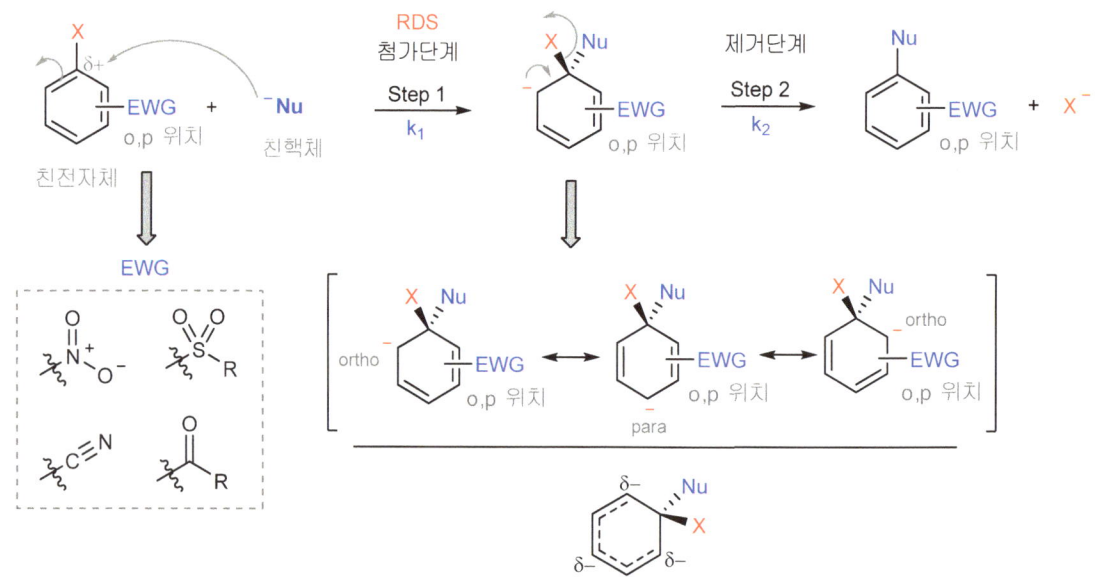

1. 첨가-제거 메커니즘

1) 첨가-제거 반응은 첫 단계에서 친핵체가 이탈기가 붙은 탄소를 공격해서 첨가되고 음으로 하전된 시그마 착물 중간체를 형성한다. 이 단계가 속도결정단계이므로 얼마나 안정한 음전하 중간체가 생성되느냐에 따라서 반응속도가 결정된다.
2) 강한 전자-끌기 효과를 지닌 치환기(EWG)가 오쏘, 파라 위치에 있어야 음전하 중간체가 안정화 될 수 있어서 첨가-제거 반응이 일어날 수 있다. (일반적으로 전자-끌기 공명효과로 인한 EWG인 경우 잘 일어남)
3) 전자-끌기 공명효과를 지닌 치환기(EWG)가 메타위치에 있다면 음전하를 안정화 시키는 효과가 매우 작기 때문에 반응은 거의 일어나지 않는다.
4) 두 번째 단계인 제거단계는 아주 빠르게 일어난다.
5) 입체적인 이유와 전자적인 이유로 인해 X에 따른 반응속도는 F > Cl ≥ Br > I 순이 된다. (이탈기 능력 순서와 반대임, 주의!)

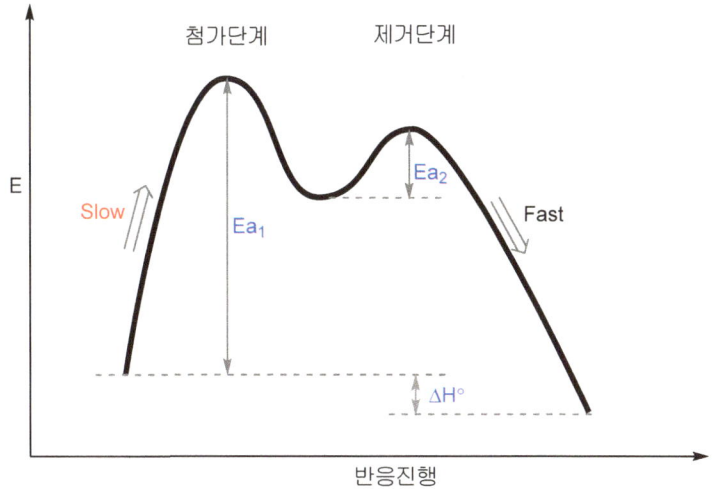

만약 다음과 같이 전자-끌기 공명효과를 지닌 치환기(EWG)가 메타위치에 있다면 EWG가 중간체를 안정화 시킬 수 없으므로 일반적인 조건에서는 반응이 거의 일어나지 않는다.

예제 1

다음 반응의 주생성물 A는 무엇인가?

해설

예제 2

다음 화합물들 중 적당한 친핵체(NaOH)를 가했을 때 첨가-제거 메커니즘으로 반응이 빠르게 일어나는 순으로 나열하라.

A, **B**, **C**, **D**

해설 B > C > A > D

O, P 자리에 EWG가 많을수록 더욱 중간체 음이온은 안정화되며 반응은 빠르게 일어난다.
B 화합물은 35°C에서 C 화합물은 100°C에서 A 화합물은 130°C에서 일어나며, D 화합물은 반응이 일어나지 않는다.

[EAS와 S_NAr(첨가-제거반응) 차이점 비교]

① EAS → 중간체가 탄소양이온 → EDG가 오쏘, 파라위치에 있을 때 중간체가 안정
S_NAr → 중간체가 탄소음이온 → EWG가 오쏘, 파라위치에 있을 때 중간체가 안정

② EAS → 수소를 치환하는 반응
S_NAr → 이탈기를 치환하는 반응

2. 제거-첨가 메커니즘 (벤자인 메커니즘)

1. 제거단계

2. 첨가단계

오쏘-파라 위치에 전자 끄는 치환기가 없는 할로벤젠은 정상적인 조건하에서 염기와 반응 하지 않는다. 하지만 강한 염기성 조건에서는 반응을 할 수 있다. 첫 단계는 제거단계로 염기에 의해서 H와 이탈기가 제거되면서 불안정한 중간체인 벤자인이 생성된다. 벤자인의 삼중결합은 일반적인 삼중결합과는 달리 비틀림이 아주 큰 삼중결합이기 때문에 반응성이 매우 크다. 두 번째 첨가 단계는 친핵체가 반응성이 큰 벤자인의 삼중결합의 한 끝을 공격한다. 뒤이어 양성자가 얻음으로 반응은 종결된다.

1) 치환기가 없는 경우 반응 예

2) 치환기가 있는 경우 반응 예

15. 방향족 화합물의 반응 | 423

위 경우처럼 강하게 전자-끄는 치환기(-CF₃)가 오쏘 위치에 있는 경우 생성물은 혼합물이 아니라 단일생성물이 얻어진다. 왜냐하면 벤자인에 염기가 첨가될 때 생기는 중간체 음이온이 2개가 가능한데 그 중 -CF₃ 치환기에 가깝게 위치하는 음이온이 더욱 치환기에 의해 많이 안정화 될 수 있으므로 그러한 안정한 중간체를 거치는 경로로 반응이 빠르게 진행되기 때문이다.

3) 벤자인 메커니즘 증명
   ① 방사성 동위원소 표지 실험으로 벤자인 메커니즘 증명

C-1 위치에 방사성 동위원소로 표지된 브로모 벤젠을 사용하면 C-1과 C-2 양쪽에 표지된 동량의 생성물을 얻을 수 있다. 이것은 벤자인 중간체의 존재를 증명하는 것이다.

② Diels-alder 반응으로 벤자인 메커니즘 증명

Diels-alder 반응을 연속적으로 진행시켰을 때 위와 같은 생성물이 얻어진다. 이것은 벤자인 중간체의 존재를 증명하는 것이다.

예제

다음 반응의 주생성물 A는 무엇인가?

어떤 3-클로로페네틸아민 유도체 + KNH$_2$ (1eq) → A

해설 분자 내 친핵성 방향족 치환반응(제거-첨가)이 진행된다.

메커니즘: $^-$NH$_2$에 의한 제거단계 → 벤자인 중간체 형성 → 분자 내 아민의 첨가단계 → 고리화된 암모늄 이온 → $^-$NH$_2$에 의한 탈양성자화 → A (1-메틸인돌린, 1-methylindoline)

15.15 | 방향족 화합물의 첨가반응들

1. 벤젠의 첨가반응

벤젠은 치환반응이 일반적이지만 격렬한 조건(고온, 고압)이 사용되면 첨가반응이 일어날 수 있다. 첫 번째 첨가는 방향족성이 깨어지기 때문에 느리고, 다음에 두 번의 첨가는 빠르게 진행된다.

2. 수소 첨가반응(환원반응)

1) 금속 촉매 수소 첨가반응

2) Birch 환원반응
① 전체 반응

액체 암모니아와 알코올의 혼합물에서 나트륨이나 리튬으로 처리하면 환원되어 1,4-사이클로헥사다이엔이 생성된다.

② 반응 메커니즘

③ 치환기가 있을 때 Birch 환원반응

a. 치환기가 EWG인 경우

메카니즘을 보면 중간체가 탄소 음이온이다. 따라서 음이온을 안정화 시키는 치환기인 EWG가 탄소 음이온 자리에 위치해 있으면 반응이 더 빠르게 진행된다.

b. 치환기가 EDG인 경우

반대로 EDG가 탄소 음이온 자리에 위치해 있으면 매우 불안정해진다. 따라서 그런 경우에는 탄소 음이온이 EDG이 있는 위치에 있지 않도록 반응이 일어난다.

예제

다음 반응의 주생성물 A와 B는 무엇인가?

해설

16
다중 및 헤테로 고리 방향족 화합물 고급

16.1 | 다중 고리 방향족 화합물의 구조와 결합
16.2 | 다중 고리 방향족 화합물의 EAS 반응
16.3 | 헤테로 고리 방향족 화합물의 구조와 결합
16.4 | 헤테로 고리 방향족 화합물의 반응

16.1 | 다중 고리 방향족 화합물의 구조와 결합

1. 공명 에너지(resonance energy)

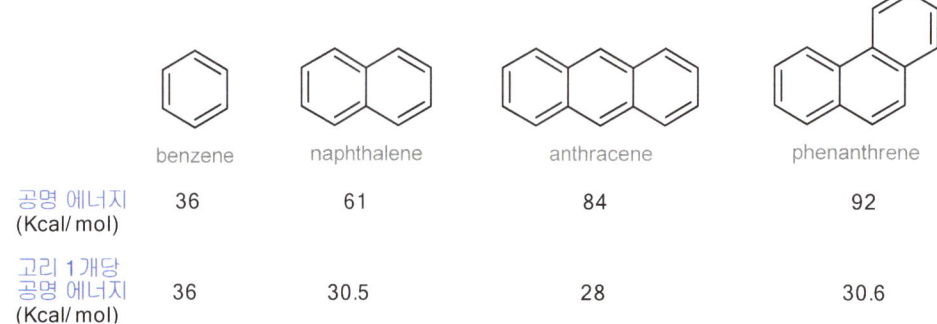

	benzene	naphthalene	anthracene	phenanthrene
공명 에너지 (Kcal/mol)	36	61	84	92
고리 1개당 공명 에너지 (Kcal/mol)	36	30.5	28	30.6

다중 고리 방향족 화합물은 모두 방향족성을 나타내기 때문에 안정하다. 하지만 벤젠 고리 1개 당 공명 에너지를 비교하면 벤젠 보다는 작아서 불안정하다는 것을 알 수 있다. 따라서 대부분의 유기 반응에서 벤젠 보다는 일반적으로 반응성이 크다.

2. 공명 구조와 결합 길이

1) naphthalene

벤젠에서는 모든 탄소-탄소 결합길이는 같다. 하지만 다중 고리 방향족화합물에서는 탄소-탄소 결합길이는 모두 같지 않다.

2) anthracene

3) phenanthrene

페난트렌의 경우 9번, 10번 결합(이중결합4개, 단일결합1개)의 이중결합 성격이 가장 크다. 따라서 9, 10번 자리에서 알켄에서 전형적으로 일어나는 첨가반응을 일으킨다.

16.2 | 다중 고리 방향족 화합물의 EAS 반응

1. 나프탈렌의 EAS 반응

1) 다중 고리 방향족 화합물은 벤젠보다 EAS 반응에서 일반적으로 더 큰 반응성을 나타낸다.

2) 나프탈렌의 EAS 반응에서 지향효과는 1번 위치(α 위치)이다. 1번 위치에서 EAS 반응이 일어나는 이유는 1번 위치에 친전자체가 치환될 때 방향족성이 깨어지는 첫 번째 단계에서 탄소양이온 중간체가 형성되는데 1번 위치에 첨가 될 때 그 중간체가 가장 안정하다. 따라서 안정한 중간체를 형성하는 반응경로로 반응은 빠르게 진행된다.

① 1번 위치에 EAS 반응이 일어날 때 중간체→기여도가 높은 공명구조가 4개임→중간체가 안정

② 2번 위치에 EAS 반응이 일어날 때 중간체→기여도가 높은 공명구조가 2개임→중간체가 불안정

2. 설폰화반응에서 속도론적 지배와 열역학적 지배

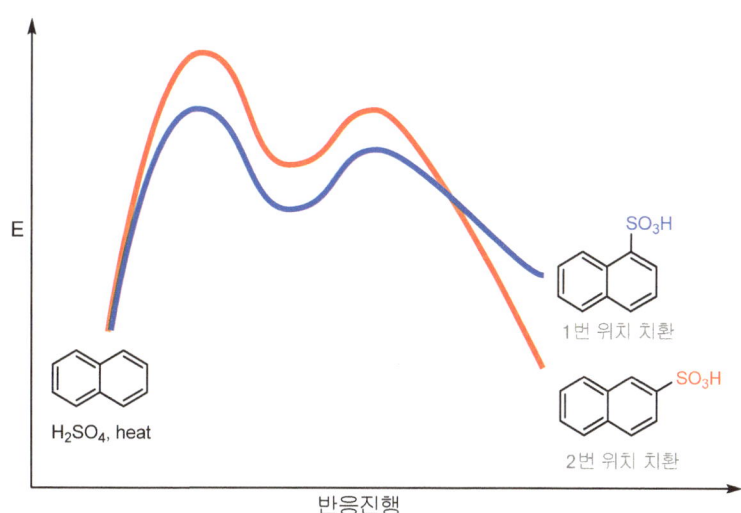

1) 설폰화 반응은 약 80°C 에서 기대되는 1번 위치에 치환된 생성물이 얻어지고, 더 높은 온도(약 160~180°C)에서 생성물은 2번 위치에 치환된 생성물이 얻어진다.

2) 낮은 온도(약 80°C)에서 반응은 속도론적 지배를 받고, 더 안정한 탄소양이온 중간체를 거치는 반응경로로 반응이 빠르게 일어나 1번 위치에 치환된 생성물이 주생성물이 된다.

3) 높은 온도(약 160~180°C)에서 반응은 열역학적 지배를 받고, 반응이 평형상태에 놓이게 된다. 이때는 열역학적으로 더욱 안정한 2번 위치에 치환된 생성물이 주생성물이 된다. 1번 위치보다 2번 위치에 치환된 생성물이 더 안정한 이유는 이웃한 수소와 상대적으로 약한 반발을 하기 때문이다.

16.3 | 헤테로 고리 방향족 화합물의 구조와 결합

헤테로고리 화합물은 고리에 탄소 대신 다른 원자(특히, 산소, 질소, 황)가 1개 이상 들어 있는 화합물이다. 헤테로고리(heterocycle)는 유기 화합물의 분류에서 아주 큰 부분을 차지한다. 실제로 천연물과 수많은 의약품에 헤테로고리 화합물이 들어 있다. 헤테로고리 화합물 중에서도 방향족 헤테로고리 화합물(aromatic heterocyclic compound)이 중요하기 때문에 이 절에서는 이들 화합물들의 구조와 결합 및 반응을 살펴본다.

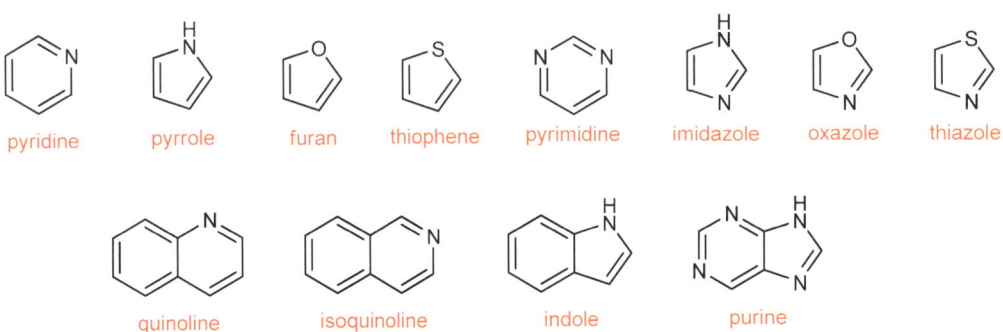

pyridine   pyrrole   furan   thiophene   pyrimidine   imidazole   oxazole   thiazole

quinoline   isoquinoline   indole   purine

1. 헤테로 고리 방향족 화합물의 구조적 특징

1) 6각형 헤테로 고리화합물 : 피리딘 (pyridine)

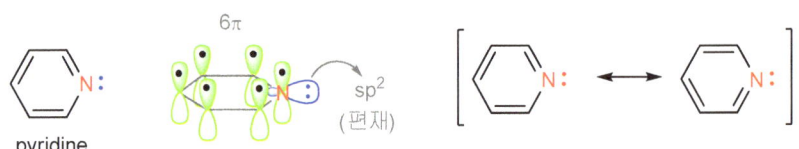

① 방향족 화합물이다. (6개의 비편재된 파이전자 지님)

② 피리딘의 질소원자의 혼성은 SP^2 이며 질소에 있는 비공유 전자쌍 역시 SP^2 혼성오비탈에 있으며 따라서 편재되어 있다. 즉, 공명에 참여하는 전자쌍이 아니다.

③ 전기 음성도 차이로 인해 질소 원자는 약한 음전하를 탄소 원자들은 약한 양전하를 띠고 있다. (inductive effect) 따라서 벤젠보다 고리의 전자밀도가 낮아서 친핵성이 떨어진다.

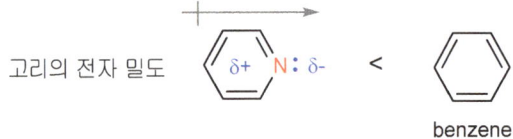

2) 5각형 헤테로고리 화합물 : 퓨란, 피롤, 싸이오펜

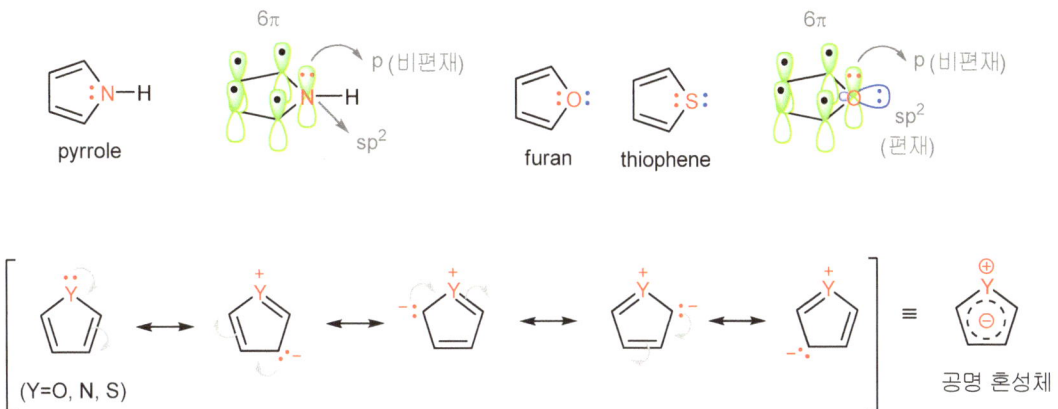

① 방향족 화합물이다. (6개의 비편재된 파이전자 지님)
② 피롤(pyrrole)의 질소원자의 혼성은 SP² 이며 질소원자의 비공유 전자쌍은 나란히 이어진 p오비탈에 위치해 있어서 비편재화되어 있다. 따라서 공명에 참여한다.
③ 퓨란(furan)과 싸이오펜(thiophene) 산소, 황원자의 혼성은 SP² 이며 산소, 황원자의 2개의 비공유 전자쌍 중 한쌍은 p오비탈에 위치해 있어서 비편재 되어 있고 나머지 한쌍는 SP²혼성오비탈에 위치해 있고 편재되어 있다.
④ 퓨란, 피롤, 싸이오펜의 비편재된 비공유 전자쌍의 공명 참여로 인해 벤젠보다 고리의 전자밀도를 높인다. 이러한 전자-주개 공명효과로 인해 친핵성이 벤젠에 비해 크다.

고리의 전자 밀도   pyridine < benzene < (Y=O, N, S)

⑤ 방향족성 크기(또는 공명 안정화 에너지 크기) 비교

(EN : O > N > S)

furan < pyrrole < thiophene

⑥ 쌍극자 모멘트(dipole moment) 크기 및 방향

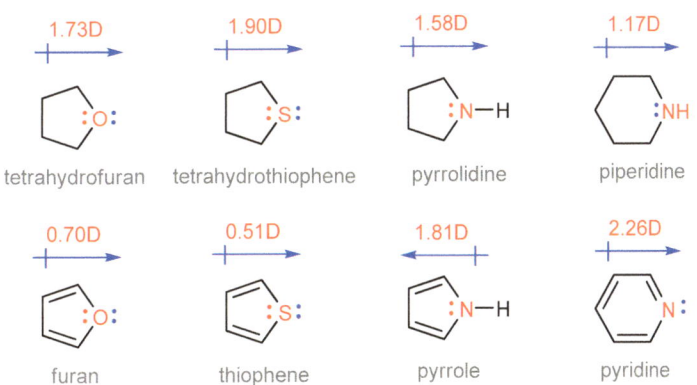

3) 기타 5각형 헤테로고리 화합물 : 아졸

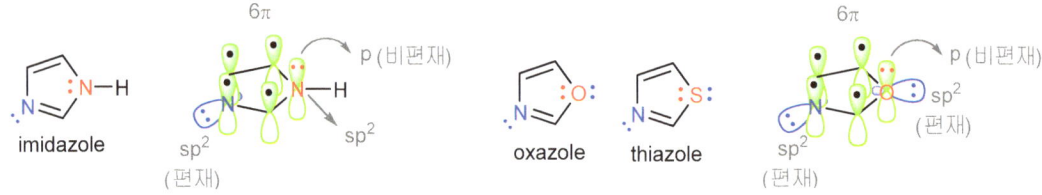

5각형 헤테로고리에 헤테로 원자가 1개 더 있는 화합물도 있다. 대표적인 화합물로 아졸(azole)이 있는데 두 번째 헤테로 원자는 질소 원자로 3번 위치에 있다. 3번 위치에 있는 질소원자의 비공유 전자쌍은 SP^2 혼성오비탈에 있으며 편재되어 있다.

2. 헤테로 고리 방향족 화합물의 염기도 비교

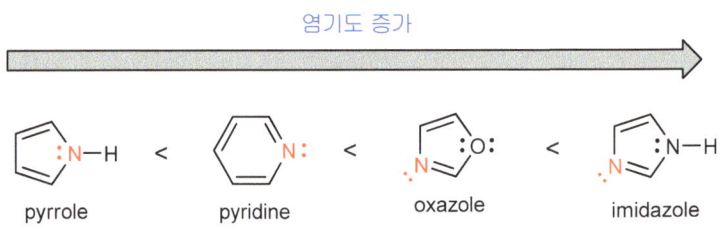

<염기도를 판단하는 순서 1)→2)→3)→4)>

1) 비공유 전자쌍 :   편재   >   비편재

2) 혼성이 다른 경우

$sp^3 > sp^2 > sp$

3) 혼성이 동일한 경우

염기성 원자의 전자밀도↑
염기도↑

2) 비편재 에너지가 다른 경우

염기로 작용했을 때 잃어버리는 비편재에너지↓
염기도↑

3) 비편재 에너지 동일한 경우

염기성 원자의 전자밀도↑
염기도↑

4) 위 지침으로 판단할 수 없는 경우는 짝산의 안정도로 판단

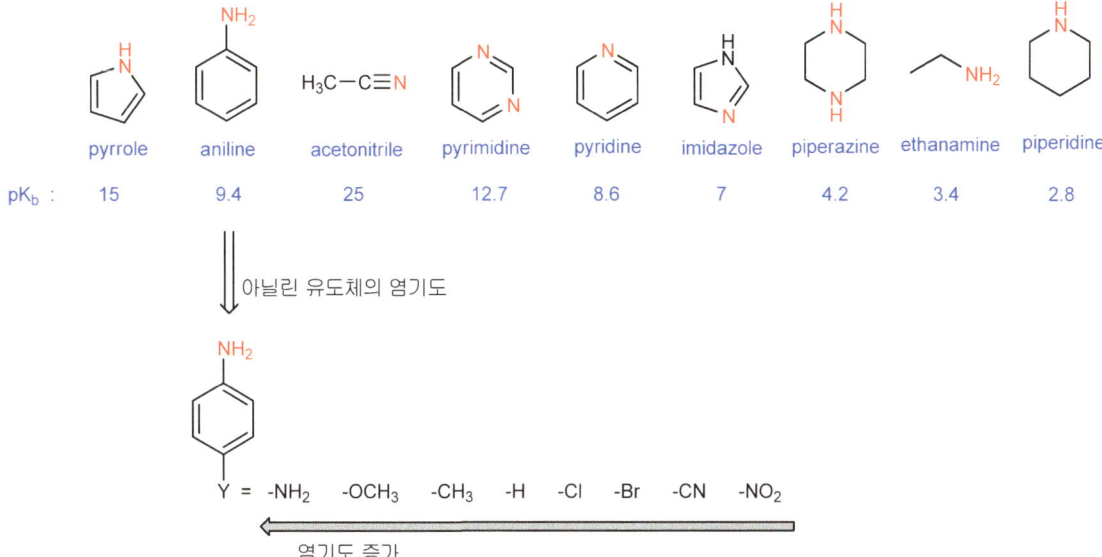

16.4 | 헤테로 고리 방향족 화합물의 반응

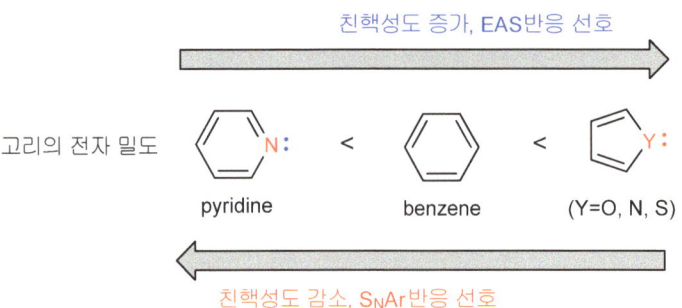

1. 피리딘의 방향족 치환반응
1) 친핵성 방향족 치환반응(S_NAr)

① 피리딘은 친전자성 치환반응은 어렵지만 고리의 전자밀도가 질소로 인해 낮은 상태이기 때문에 친핵체에 의한 공격을 비교적 쉽게 받는다. 따라서 친핵성 방향족 치환반응(S_NAr)이 잘 일어난다. 친핵성 치환반응의 메커니즘은 첨가-제거 메커니즘이다.

② 지향효과 : C-2 또는 C-4 위치 (같은 조건에서는 C-2위치 선호)

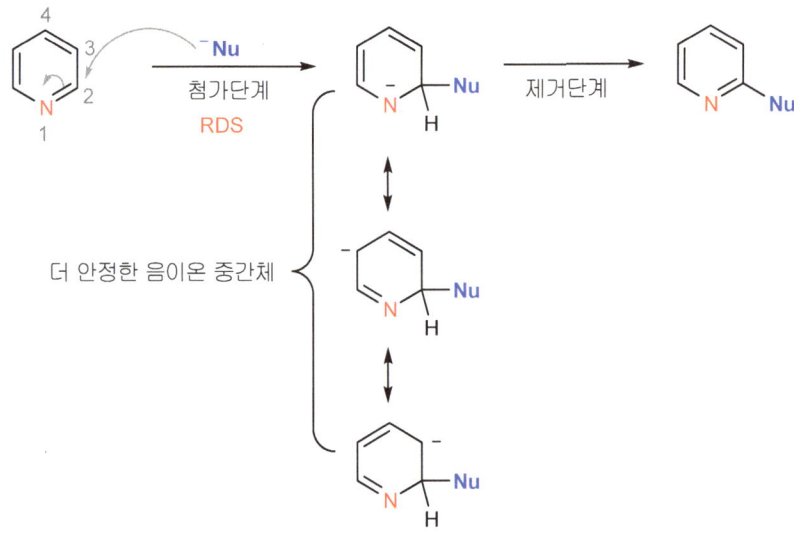

더 안정한 음이온 중간체를 형성할 수 있는 C-2위치나 C-4 위치에 친핵체가 치환된다. 같은 조건에서는 친전자성이 더 큰 C-2위치에서 더 잘 일어난다. 음이온 중간체가 상대적으로 불안정한 C-3 위치에서는 일반적으로 일어나지 않는다.

③ 친핵성 방향족 치환반응(S_NAr)의 예

C-2위치나 C-4 위치에 좋은 이탈기가 있는 경우 반응은 더 온화한 조건에서도 반응이 잘 일어난다.

2) 친전자성 방향족 치환반응(EAS)
① 피리딘은 방향족 화합물이기는 하지만 질소의 높은 전기 음성도 때문에 고리의 전자밀도가 낮다. 따라서 고리의 친전자성 방향족 치환반응은 잘 일어나지 않는다. 격렬한 반응조건(높은 온도, 산 촉매 조건)에서만 가능하다.

② 지향효과 : C-3 위치

더 안정한 양이온 중간체를 형성할 수 있는 C-3 위치에 친전자체가 치환된다. 양이온 중간체가 상대적으로 불안정한 C-2, C-4 위치에서는 일반적으로 일어나지 않는다.

③ 친전자성 방향족 치환반응(EAS)의 예

$$\text{pyridine} + Br_2 \xrightarrow{300°C} \text{3-bromopyridine} \quad (30\%)$$

$$\text{pyridine} + SO_3 \xrightarrow[220°C]{H_2SO_4,\ HgSO_4} \text{3-pyridinesulfonic acid} \quad (70\%)$$

$$\text{pyridine} + HNO_3 \xrightarrow[300°C]{NaNO_3} \text{3-nitropyridine} \quad (5\%)$$

2. 퓨란, 피롤, 싸이오펜의 방향족 치환반응

1) 친핵성 방향족 치환반응(S_NAr) : 고리의 전자밀도가 높아 일반적인 조건에서는 친핵체와 반응하지 않는다. (단, 전자밀도를 낮추는 EWG가 결합된 경우 반응이 일어날 수 있다.)

2) 친전자성 방향족 치환반응(EAS)
   ① 전자-주기 공명효과로 인해 친핵성이 벤젠에 비해 크다. 따라서 EAS반응이 잘 일어난다.

   ② 통상적 반응성 순서는 싸이오펜 < 퓨란 < 피롤이다.

   ③ 지향효과 : C-2 위치

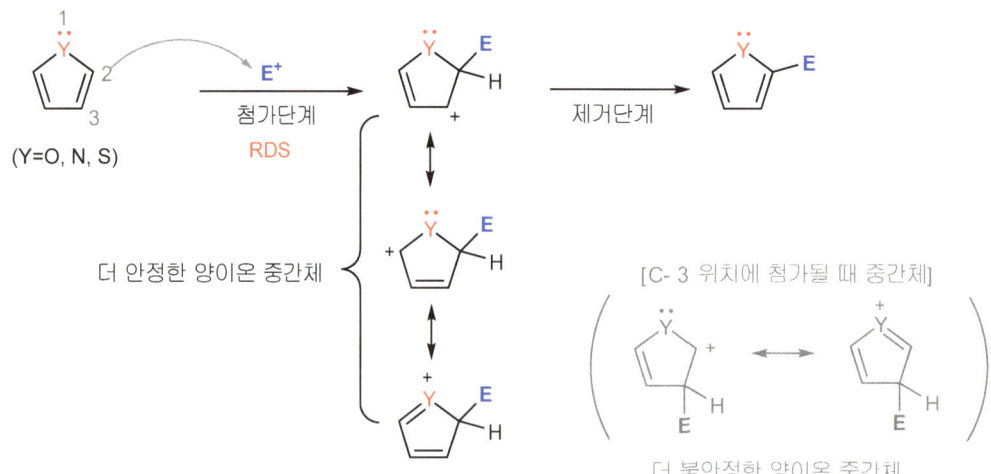

더 안정한 양이온 중간체(공명구조 3개)를 형성할 수 있는 C-2 위치에 친전자체가 치환된다. 양이온 중간체가 상대적으로 불안정한(공명구조 2개) C-3 위치에서는 일반적으로 일어나지 않는다.

④ 친전자성 방향족 치환반응(EAS)의 예

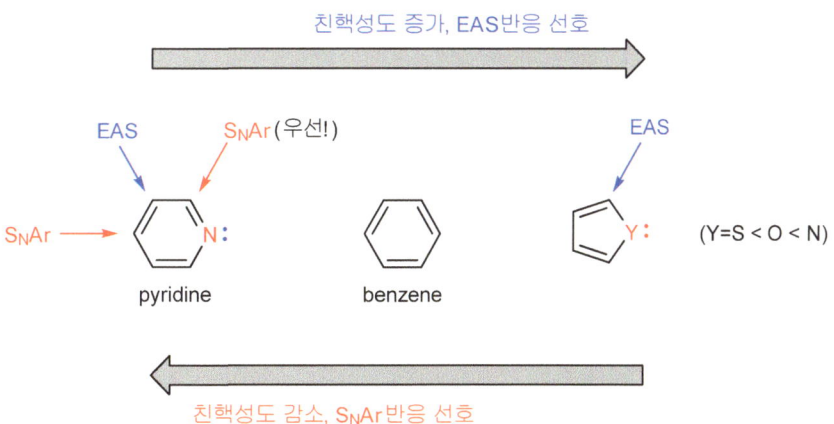

⑤ 친핵성 방향족 치환반응(S_NAr)의 예 (전자밀도를 낮추는 EWG가 결합된 경우)

3. 반응성 비교 및 지향효과 정리

친핵성도 증가, EAS반응 선호 →

EAS S_NAr (우선!)   EAS
S_NAr → pyridine   benzene   Y: (Y=S < O < N)

← 친핵성도 감소, S_NAr반응 선호

4. 접합-고리 헤테로 고리 화합물

quinoline   isoquinoline   indole   purine

벤젠고리와 헤테로 방향족 고리가 접합된 고리 화합물 또는 2개 이상의 헤테로 방향족 고리가 접합된 고리 화합물을 말한다. 벤젠과 피리딘이 접합된 고리 화합물로는 퀴놀린과 아이소퀴놀린이 있으며 벤젠과 피롤이 접합된 고리화합물은 인돌이다.

1) 퀴놀린과 아이소퀴놀린의 방향족 치환반응

① 친전자성 방향족 치환반응(EAS)

② 친핵성 방향족 치환반응(S_NAr)

2) 인돌의 친전자성 방향족 치환반응(EAS)

5. 아졸(azole)의 방향족 치환반응

퓨란, 피롤, 싸이오펜과 마찬가지로 친전자성 방향족 치환반응(EAS)이 잘 일어난다.

17

콘쥬게이션계 고급

17.1 | 콘쥬게이션과 다이엔
17.2 | 짝지은 다이엔에 대한 1,2-와 1,4 첨가
17.3 | 고리형 협동반응(pericyclic reaction)
17.4 | 전자 고리화 반응(electrocycle reaction)
17.5 | 고리화 첨가반응(cycloaddition reaction)
17.6 | 시그마 결합 자리옮김 반응 (sigmatropic rearrangement)

17.1 | 콘쥬게이션과 다이엔

1. 콘쥬게이션 화합물

1) 콘쥬게이션 화합물은 이중결합과 단일 결합이 교대로 이어진 화합물 또는 3개 이상의 나란히 이어진 p-orbital을 지닌 화합물을 말한다.

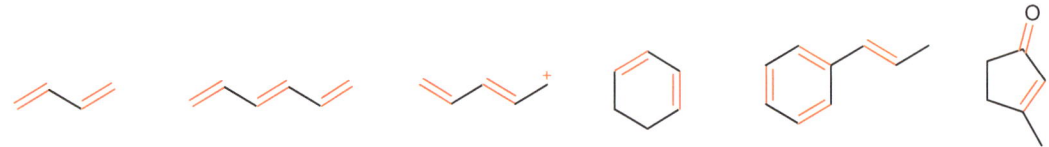

2) 콘쥬게이션 화합물은 공명에너지를 갖기 때문에 컨쥬게이션 되어 있지 않은 화합물보다 열역학적으로 일반적으로 더 안정하다.

2. 다이엔의 안정도 (수소화열)

1) 다이엔을 포함한 다양한 불포화 화합물의 상대적인 안정도를 비교하는 데 수소화 반응열을 사용한다. 수소화열이 크다는 것은 그 만큼 그 화합물이 에너지가 높고 불안정하다는 것을 의미한다.

2) 다이엔과 알카인의 수소화 반응열 비교(절대 값 상대적 크기)
짝지은 다이엔 < 격리된 다이엔 < 내부 알카인 < 말단 알카인 < 연이은 다이엔

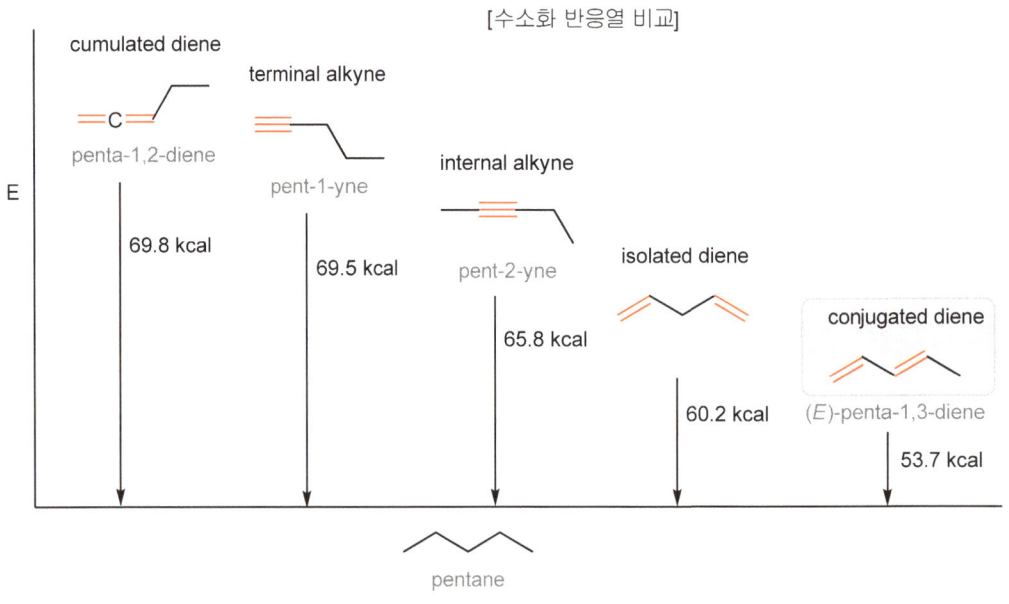

[수소화 반응열 비교]

> 예제

다음 화합물들의 수소화열이 증가하는 순으로 번호를 나열하라.

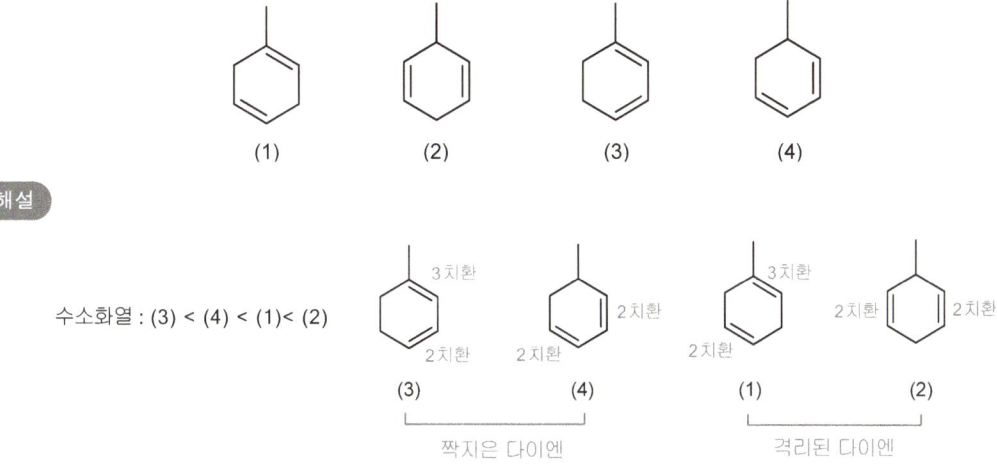

> 해설

수소화열 : (3) < (4) < (1) < (2)

3. 짝지은 다이엔의 합성

알켄으로부터 라디칼 치환반응 후 E2 반응을 진행시키면 짝지은 다이엔을 합성할 수 있다.

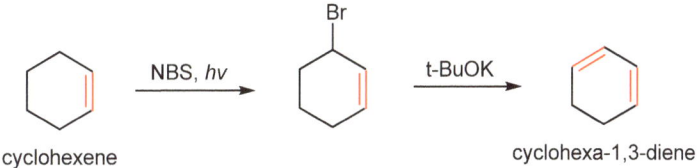

2. 짝지은 다이엔의 부분입체이성질체와 이형태체 관계

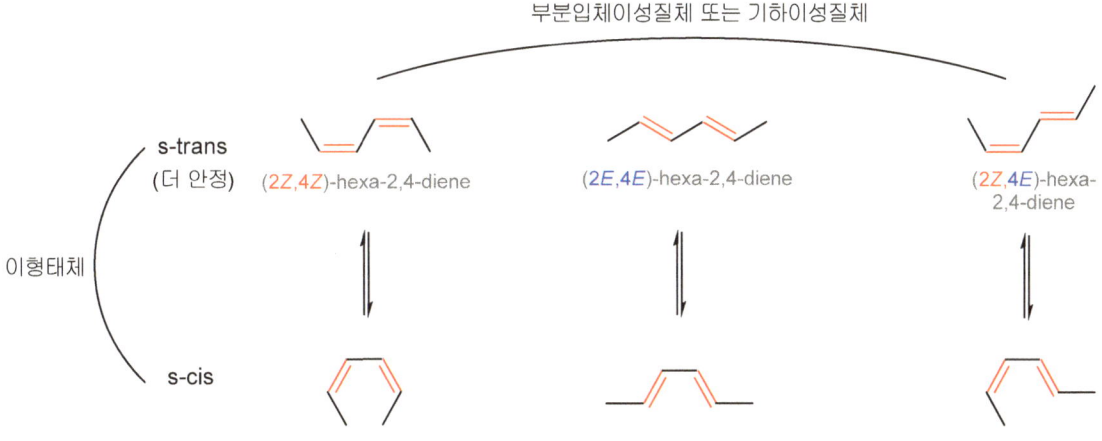

17.2 | 짝지은 다이엔에 대한 1,2-와 1,4 첨가

1. 짝지은 다이엔에 할로겐화 수소(HX) 첨가반응

1) 열역학적 지배와 속도론적 지배

보통 대부분 유기반응들은 더 안정한 최종 생성물이 만들어지는 반응경로가 활성화 에너지가 작은 경로이다. 따라서 이런 경우 속도론적 생성물과 열역학적 생성물이 동일하다. 하지만 몇몇 유기 반응들은 이 반응처럼 속도론적 생성물과 열역학적 생성물이 다르다.

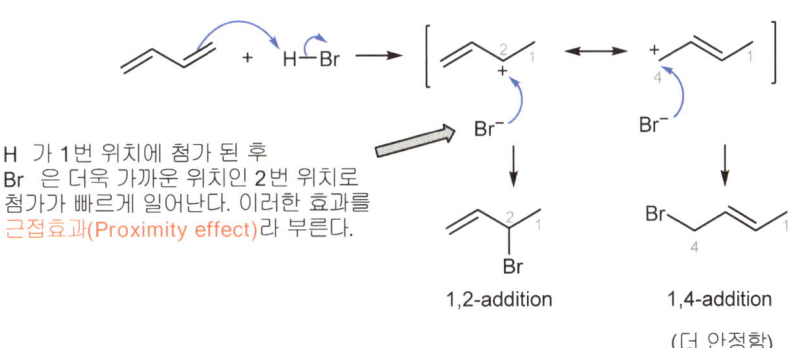

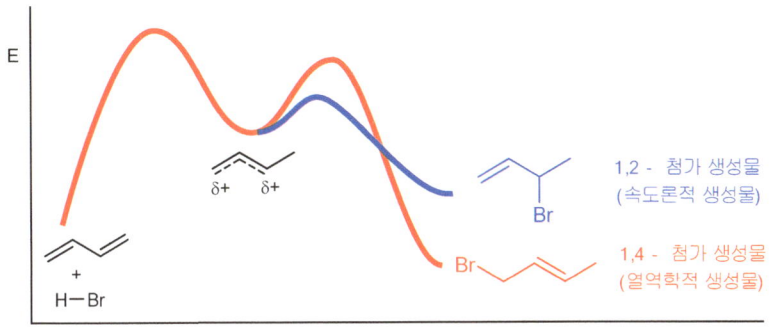

① 속도론적 지배 (kinetic control)

반응속도는 전이 상태의 에너지가 결정한다. 전이 상태 에너지가 낮으면 활성화 에너지가 작아지기 때문에 반응속도가 빠르다. 만약 온도를 낮추어서 역반응이 일어나지 못하게 한다면 반응생성물은 낮은 전이 상태를 경유하는 생성물이 지배적이다. 반응속도가 생성물을 결정하므로 이 경우를 반응의 속도론적 지배라고 하고 그 생성물을 속도론적 생성물(1,2-첨가 생성물)이라고 한다.

② 열역학적 지배 (thermodynamic control)

온도를 올려주면 대부분 분자가 충분한 열에너지를 얻음으로서 역반응이 가능해진다. 따라서 평형 상태가 이루어진다. 이때는 열역학적으로 가장 안정한 화학종이 지배적으로 생성된다. 열역학이 결과를 결정하므로 이 경우를 반응의 열역학적 지배라 하고 그 생성물을 열역학적 생성물(1,4-첨가 생성물)이라고 한다.

2. 짝지은 다이엔에 할로젠 첨가반응(X_2)

속도론적 지배 조건에서(낮은 온도, 짧은 시간) → 1,2 첨가반응 생성물이 주생성물
열역학적 지배 조건에서(높은 온도, 긴 시간) → 1,4 첨가반응 생성물이 주생성물

17.3 | 고리형 협동반응(pericyclic reaction)

극성반응과 라디칼 반응과는 다르지만 또 다른 종류의 중요한 유기 반응이 있는데 그것이 바로 고리형 협동반응(pericyclic reaction)이다. 고리형 협동반응은 고리형 전이 상태를 통한 협동과정이며 중간체를 형성하지 않는다.

1. 고리형 협동반응의 세 가지 유형

1) 전자 고리화 반응 (electrocycle reaction)

2) 고리화 첨가반응 (cycloaddition reaction)

3) 시그마 결합 자리옮김 반응 (sigmatropic rearrangement)

2. 고리형 협동반응의 조건

1) 반응물의 MO로브는 생성물로 이르는 전이 상태에서 결합성 겹침이 일어나기 위하여 대수학적 부호가 같아야한다. 이를 대칭-허용(symmetry-allowed)이라고 한다. 대수학적 부호가 같아야 보강 겹침이 가능하고 이런 결합성 상호작용은 전이 상태를 안정화하여 협동반응을 촉진시킨다.

2) 많은 MO들 중 경계 오비탈라고 부르는 HOMO와 LUMO의 대칭성만 고려하면 된다.

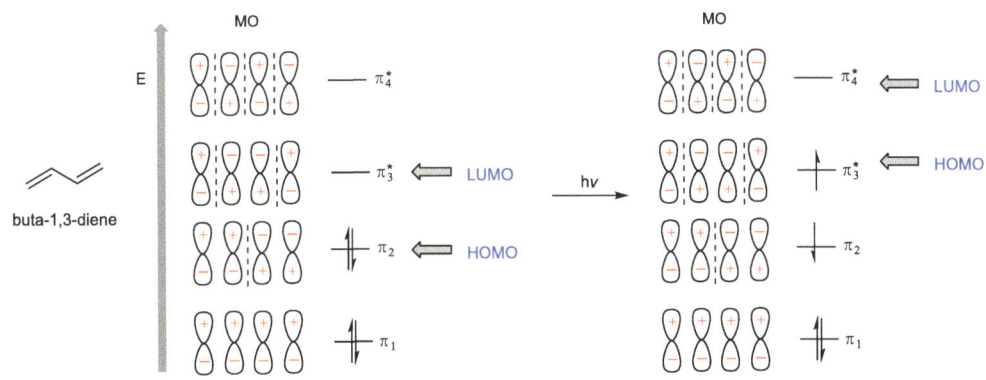

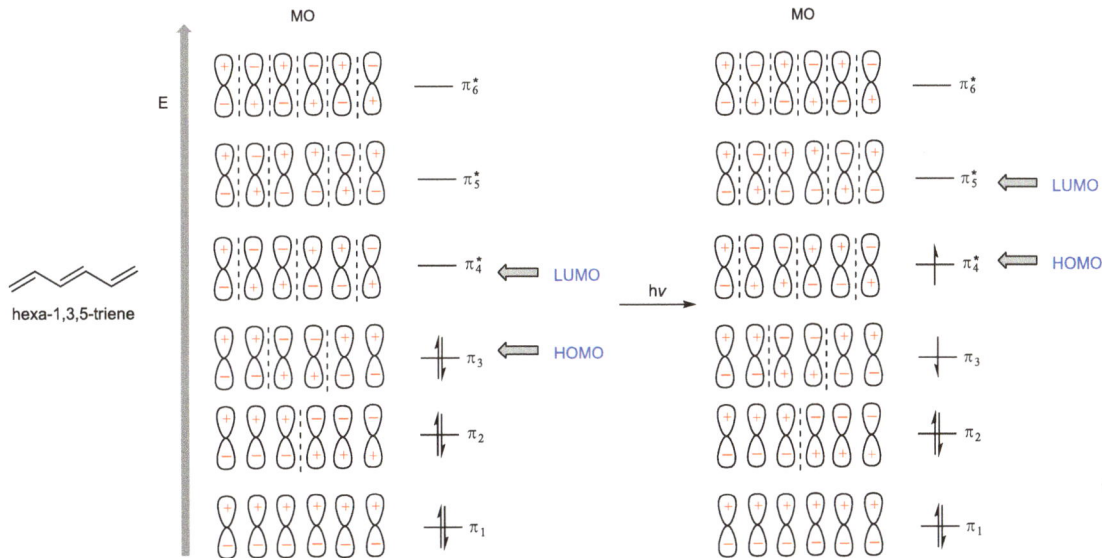

17.4 | 전자 고리화 반응(electrocycle reaction)

전자 고리화 반응은 HOMO의 대칭성에 의해서 반응이 결정된다. HOMO의 전자는 가장 높은 에너지 상태이며, 가장 느슨하게 붙들려 있어서 반응이 일어나는 동안 가장 쉽게 이동할 수 있기 때문이다.

1. 열에 의한 전자 고리화 반응

  1) 다이엔(diene)의 전자 고리화 반응

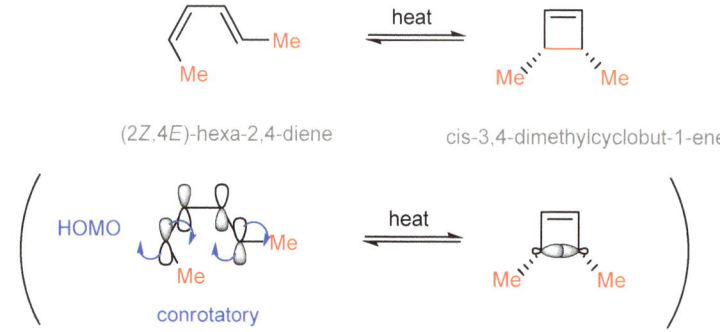

  ① 다이엔(diene)의 HOMO는 양 끝에 서로 다른 부호를 지니고 있다. 따라서 같은 부호끼리 보강겹침이 일어나지 위해서 **서로 같은 방향(conrotatory)으로 회전**해야 한다. 치환기가 있을 때 입체화학은 이런 회전에 의해 결정된다.

  ② 반응 평형은 사각 고리의 불안정성(ring strain) 때문에 왼쪽으로 기울어져 있다.

  2) 트라이엔(triene)의 전자 고리화 반응

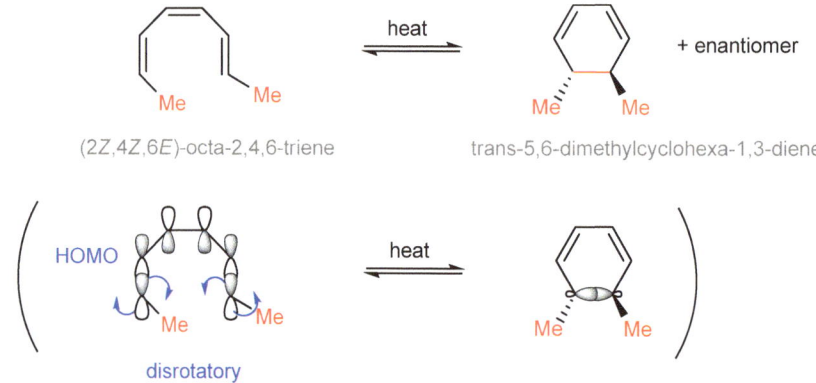

  ① 트라이엔(triene) HOMO는 양 끝에 같은 부호를 지니고 있다. 따라서 같은 부호끼리 보강겹침이 일어나기 위해서는 **서로 반대 방향(disrotatory)으로 회전**해야 한다.

  ② 반응 평형은 6각형 고리의 안정성 때문에 오른쪽으로 기울어져 있다.

2. 빛(자외선)에 의한 전자 고리화 반응

폴리엔의 자외선 조사는 바닥상태의 HOMO로 부터 바닥상태의 LUMO로 전자 한 개를 들뜨게 한다. 즉 새로운 HOMO가 생성되는 것이다. HOMO가 바뀌기 때문에 반응의 입체화학 역시 바뀐다.

1) 다이엔(diene)의 전자 고리화 반응

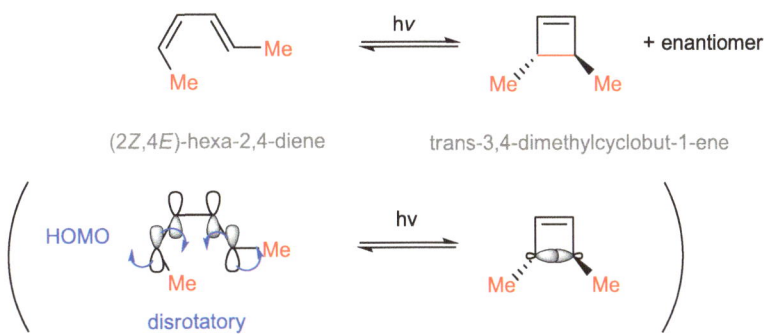

다이엔(diene)의 새로운 HOMO는 양 끝에 같은 부호를 지니고 있다. 따라서 같은 부호끼리 보강 겹침이 일어나지 위해서 서로 **반대 방향**(disrotatory)으로 회전해야 한다.

2) 트라이엔(triene)의 전자 고리화 반응

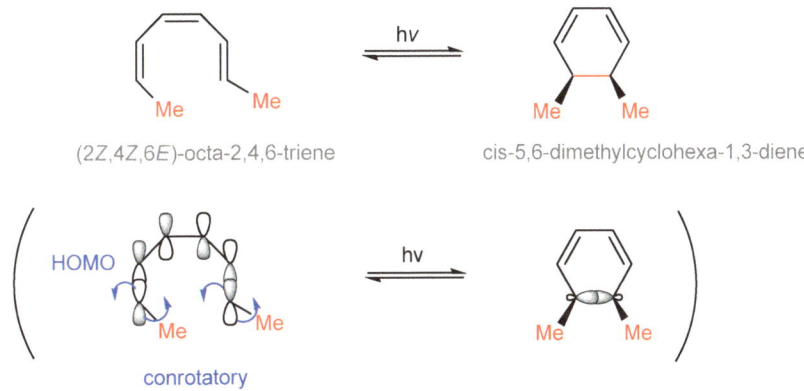

트라이엔(triene)의 새로운 HOMO는 양 끝에 서로 다른 부호를 지니고 있다. 따라서 같은 부호끼리 보강 겹침이 일어나기 위해서는 서로 **같은 방향**(conrotatory)으로 회전해야 한다.

[전자 고리화 반응에서 입체 화학의 일반적 규칙]

출발물질의 짝지은 파이결합 수	열을 가했을 때	빛(자외선)을 가했을 때
짝수	conrotatory	disrotatory
홀수	disrotatory	conrotatory

17.5 | 고리화 첨가반응(cycloaddition reaction)

고리화 첨가반응은 협동과정으로 불포화 분자가 서로 첨가되어 새로운 고리 화합물을 생성한다. 이 반응은 대칭-허용에서만 일어나고 대칭-금지 과정에서는 극히 일어나기 어려우며, 비협동과정에서만 가능하다. 그리고 이런 협동반응은 한 반응물의 HOMO와 다른 반응물의 LUMO 사이에 결합성 상호작용(보강 겹침)이 있을 경우에만 일어날 수 있다. 왜냐하면 결합성 상호작용이 있을 때 HOMO의 전자가 쉽게 전자가 비어있는 LUMO로 들어갈 수 있기 때문이다. 대표적인 고리화 첨가반응은 Diels-Alder 반응이라고 알려진 [4+2]고리화 첨가반응과 [2+2]고리화 첨가반응이다.

1. Diels-Alder 반응 ([4+2] cycloaddition)

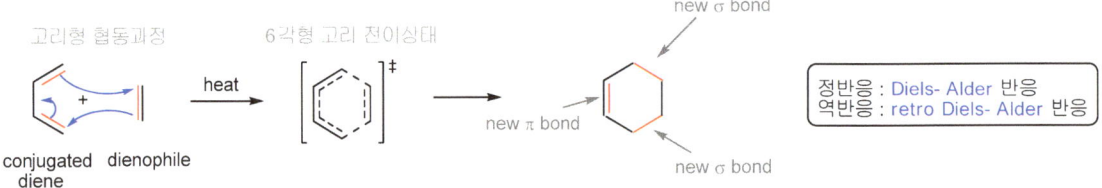

1) Diels-alder반응은 짝지은 다이엔(conjugated diene)과 친다이엔체(dienophile)의 반응으로 고리형 협동과정으로 반응이 진행되어 새로운 고리가 형성되는 반응(cycloaddition)이다. 반응 조건으로 열에너지(실온 또는 약간 더 높은 온도)가 필요하며, 빛에너지 조건에서는 반응이 일어나지 않는다.

2) 임의로 다이엔의 HOMO와 친다이엔체의 LUMO를 선택해 보면 HOMO와 LUMO의 양 말단 로브의 결합성 겹침(보강 겹침)이 가능하다는 것을 알 수 있다.
   ※ 대칭-허용은 전자 고리화 반응에서와 같이 말단의 MO 로브만이 관련된다는 것에 유의할 것

3) 자외선 조사에 의해서는 전자의 들뜸으로 인해서 새로운 HOMO가 만들어 지기 때문에 보강 겹침이 일어날 수 없다. 따라서 빛에 의해서는 [4+2]협동반응이 일어나지 않는다.

4) 다이엔의 HOMO와 친다이엔체의 LUMO가 결합성 겹침을 한 것처럼 다이엔체의 LUMO와 친다이엔체의 HOMO의 결합성 겹침도 가능하다. 하지만 전자를 제공 하는 쪽이 전자가 풍부하고 제공 받는 쪽이 전자가 부족하면 결합으로 인한 에너지 득이 더 크다. 보통은 다이엔의 HOMO와 친다이엔체의 LUMO가 반응하는 예가 가장 많다.

2. Diels-Alder 반응의 반응성

EDG = -R -OR -NR$_2$

EWG = -CHO -COR -CO$_2$H -CO$_2$R
-X -CN -NO$_2$ -CX$_3$

conjugated diene + dienophile

Diels-Alder 반응은 친핵체-친전자체 반응과 비슷하다. 다이엔은 친핵체처럼 작용하고 친다이엔처럼 친전자체처럼 작용한다. 따라서 다이엔의 경우는 EDG의 존재가 반응성을 증가시키고 친다이엔체의 경우는 EWG의 존재가 반응성을 증가시킨다.

1 Me-diene + CH$_2$=CH-CN →(heat) 4-methylcyclohex-3-ene-1-carbonitrile

2 cyclopentadiene + OHC-C≡C-CHO →(heat) norbornadiene-2,3-dicarbaldehyde

3 (triene) →(heat) (octahydronaphthalene derivative)

3. Diels-Alder 반응의 입체화학

1) 다이엔의 S-시스 형태

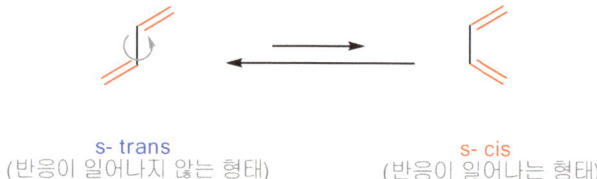

s- trans
(반응이 일어나지 않는 형태)

s- cis
(반응이 일어나는 형태)

다이엔은 S-시스 형태에서 반응한다. S-시스 형태는 S-트랜스 형태 보다 조금 불안정하기는 하지만 실온에서 형태 변환이 자유롭다. S-시스 형태에서 반발력이 크지 않는 다이엔은 비교적 속도가 빠르다.

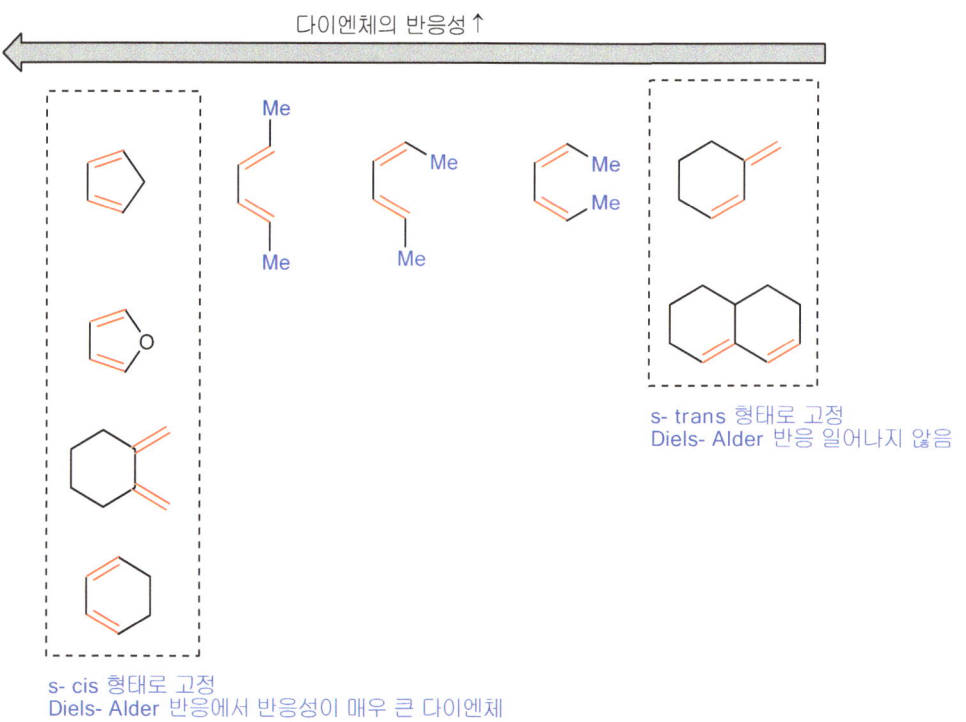

다이엔체의 반응성↑

s- cis 형태로 고정
Diels- Alder 반응에서 반응성이 매우 큰 다이엔체

s- trans 형태로 고정
Diels- Alder 반응 일어나지 않음

2) 협동 과정 → 출발 물질의 입체화학은 생성물에서 그대로 유지됨

Diels-Alder 반응은 협동반응이다. 즉, 중간체를 거치지 않는 반응이기 때문에 반응이 진행 되는 동안 어떠한 치환체라도 그들의 입체화학적 위치를 바꾸는 기회는 없다.

3) 전이 상태의 입체화학적 필요조건 (endo-rule)

친다이엔체의 전자끄는기에 파이결합이 있을 때 endo면으로 다이엔체와 반응을 하면 다이엔과 이차 겹침 (secondary overlap)이 생겨서 반응의 전이 상태가 안정화 된다. 따라서 반응속도가 빨라진다. (속도론적 지배)

4. 비대칭시약을 사용했을 때의 위치 선택성

다이엔과 친다이엔체 모두 비대칭적으로 치환되어 있을 때 Diels-Alder 반응은 보통 혼합물이 아닌 단독 생성물을 만든다.

1) 1,4-생성물이 형성되는 경우

2) 1,2-생성물이 형성되는 경우

예제

다음 Diels-Alder 반응의 주생성물 A~C는 무엇인가? 입체화학을 고려하시오.

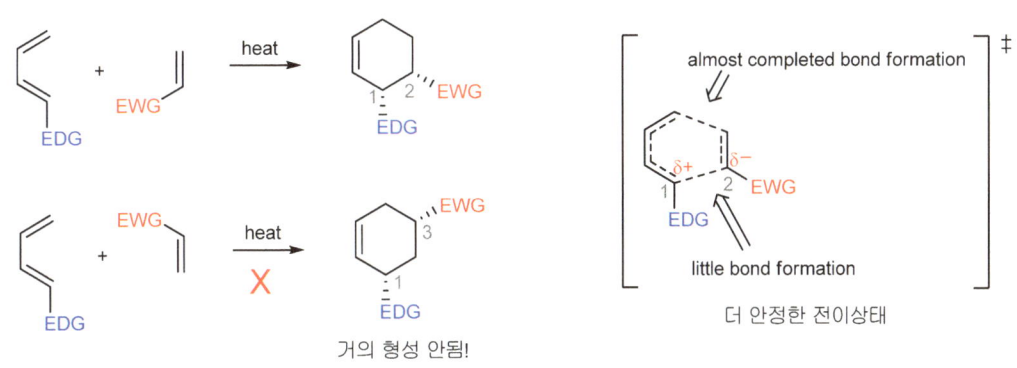

해설

A: OCH₃, CN (cis 표시)
B: racemate
C: racemate

5. [2+2]고리화 첨가반응

임의로 두 알켄의 LUMO와 HOMO를 선택해 보면 LUMO와 HOMO의 양 말단 로브의 결합성 보강겹침이 불가능한 것을 알 수 있다. 따라서 [2+2] 고리화 첨가반응은 일반적인 조건에서는 일어나지 않는다.(열을 가하여도 반응은 일어나지 않는다.)

LUMO와 HOMO의 대칭성을 가능하게 하기 위해서는 자외선 빛을 조사하면 된다.

새롭게 만들어진 HOMO는 LUMO와 대칭-허용 상태에서 결합성 보강 겹침을 할 수 있다.

[모든 고리화 첨가 반응의 일반적 규칙]

두 반응물의 반응에 참여하는 파이결합 수의 합	열을 가했을 때	자외선을 조사했을 때
짝수 (예: 2+2 cycloaddition)	반응 일어나지 않음(X)	반응 일어남(O)
홀수 (예: 4+2 cycloaddition)	반응 일어남(O)	반응 일어나지 않음(X)

예제

다음 반응의 주생성물 A~C는 무엇인가?

해설

17.6 | 시그마 결합 자리옮김 반응 (sigmatropic rearrangement)

[1,3], [1,5], [1,7], [3,3] 등 다양한 시그마 결합 자리옮김 반응들이 있는데 그 중에서 가열 조건에서 일어나는 [3,3] 시그마 결합 자리옮김 반응만 다루도록 한다. [3,3] 시그마 결합 자리옮김 반응에는 Claisen 자리옮김 반응과 Cope 자리옮김 반응이 있다.

1. Claisen 자리옮김 반응

알릴 비닐 에테르 또는 알릴 아릴 에테르는 가열을 하였을 때 위와 같은 Claisen 자리옮김 반응이 일어난다. 주의할 점은 알릴 아릴 에테르 경우 토토머화반응이 연속해서 일어난다는 것이다.

2. Cope 자리옮김 반응

3. Claisen 또는 Cope 자리옮김 반응에서 입체화학

18

유기화학 실험

18.1 | 실험에 사용하는 유리기구
18.2 | 건조
18.3 | 유기반응의 일반적인 실험과정
18.4 | 얇은층 크로마토그래피(thin-layer chr, TLC)
18.5 | 추출법
18.6 | 크로마토그래피(chromatography)
18.7 | 재결정
18.8 | 증류법
18.9 | 실험과정에서의 화학량론

실험실 합성을 통해 생성되는 유기 화합물은 대개는 혼합물이다. 따라서 이들 혼합물로부터 원하는 물질을 분리하고 순수하게 정제하여야 한다.
유기화학 실험은 유기 화합물을 합성하는 방법과 혼합물로부터 순수 분리하는 방법 그리고 순수 분리된 물질의 구조를 확인하는 방법을 다룬다.

18.1 | 실험에 사용하는 유리기구

둥근 바닥 플라스크(1구, 2구, 3구)

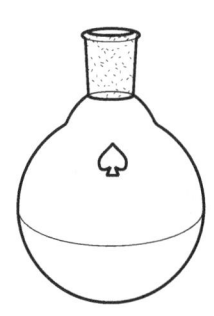 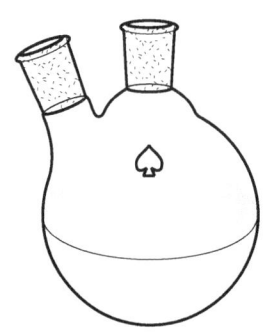 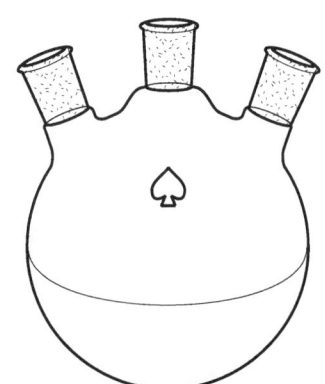

claisen 관   건조관(직선형)   건조관(굽은형)

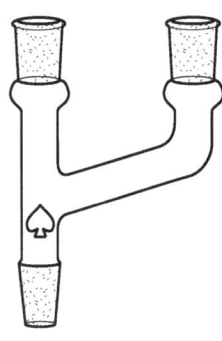 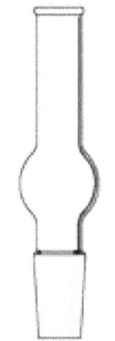 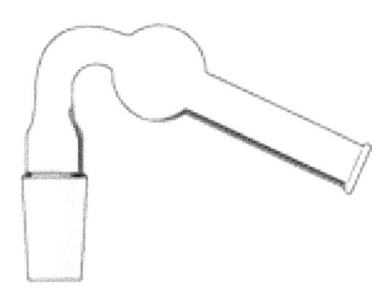

환류 냉각기 리비히 냉각기 분별 깔대기

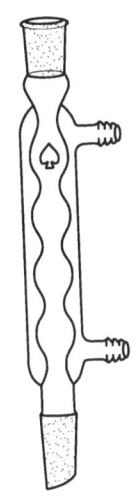 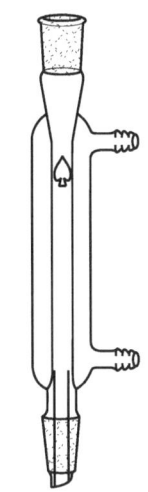 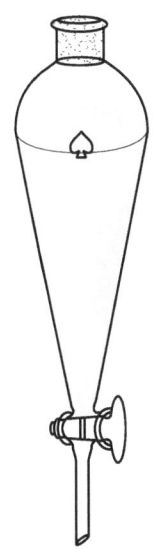

가열 환류 장치 분별 증류관

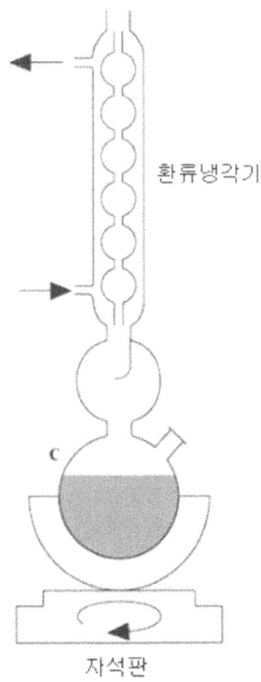 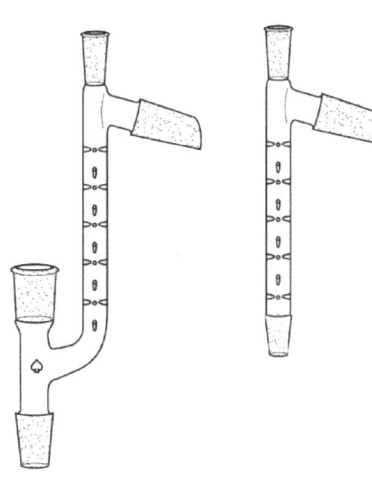 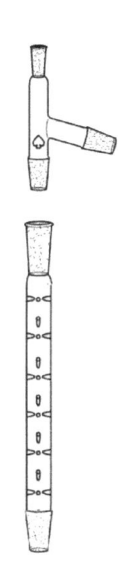

Dean - Stark 장치

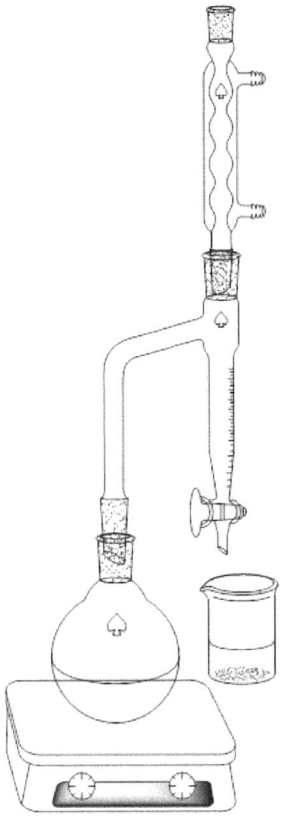
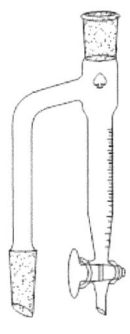

적하 깔때기(Dropping funnel)　　　　감압 여과 장치(Büchner funnel)

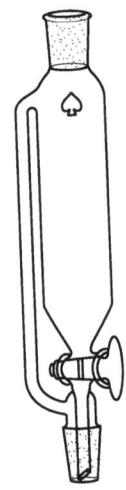
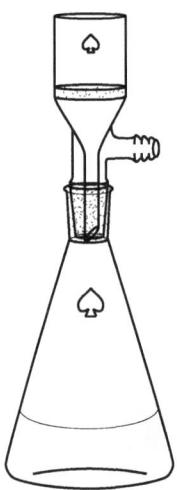

단순 증류 장치

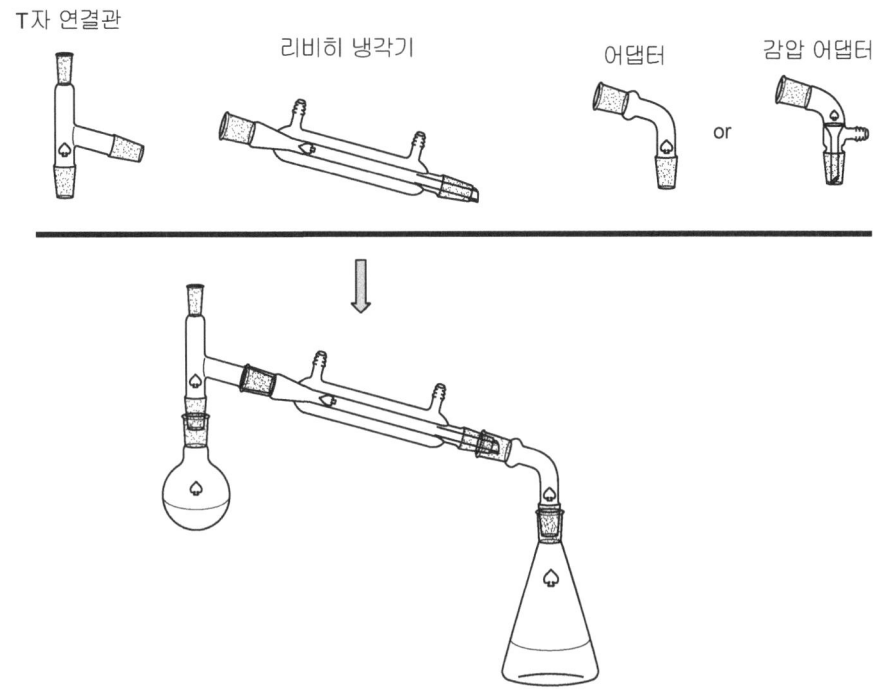

감압 분별 증류 장치

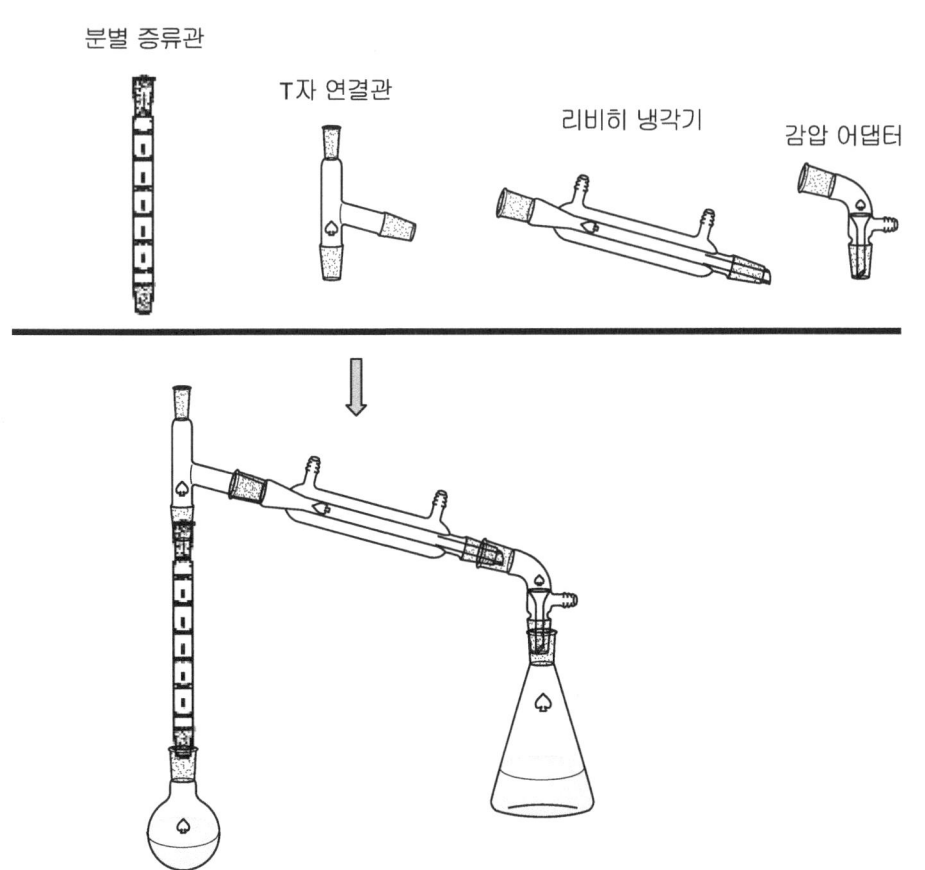

18.2 | 건조

실험에 사용하는 시약 또는 반응물은 순수해야 하며, 만일 불순물이 존재하면 불순물을 반드시 제거, 정제하고 사용하여야 한다. 특히, 실험에 사용하는 시약이나 최종 생성물은 때때로 다량 또는 소량의 수분을 함유하고 있으므로 이를 건조시켜 제거해야한다. 건조 방법에는 화학적 건조 방법을 많이 이용한다. 건조제의 조건은 건조하려고 하는 시약과의 반응성이 없어야 하고, 흡수력 및 흡수 용량이 커야 하며, 흡수 속도가 빨라야 한다. 건조제는 물과 가역적으로 화합하거나 비가역적으로 물과 화학적인 반응을 통해 물을 제거한다.

1. 유기화합물 건조에 쓰이는 건조제

건조제의 종류
중성 건조제 : $CaCl_2$, $ZnCl_2$, CaO, $BaCl_2$등 산성 건조제 : conc-H_2SO_4, P_2O_5 등 염기성 건조제 : NaOH, KOH, 소다 석회 등 1) 무수 $CaCl_2$: 기체, 액체, 고체 모두 사용할 수 있다, 알코올, 페놀, 아민과는 반응하므로 사용하지 못한다. 2) 무수 Na_2SO_4, 무수 $MgSO_4$: 건조능력이 좋고, 유기 용매에 대해 불용, 불활성이기 때문에 대부분의 유기 화합물에 사용이 가능하다. 3) 무수 $CaSO_4$: 흡수용량이 적다. 4) 무수 K_2CO_3: 흡수력은 중간정도이며 나이트릴, 케톤, 에테르, 알코올 등의 건조에 사용한다. 5) KOH, NaOH : 흡수력은 크지만 아민, 피리딘 등의 건조에만 사용한다. 6) CaO ; 주로 분자량이 작은 알코올의 건조에 사용한다. 7) Al_2O_3: 주로 건조기의 건조제로 사용한다. 8) P_2O_5 : 건조제 중 흡수력이 가장 우수하다. 탄화수소, 에테르, 할로젠화 알킬, 나이트릴 등의 건조에 사용한다. 9) Na 금속 : 물에 접하면 격렬하게 반응하고, 물이 많으면 폭발하므로 흔적 정도로 미량 존재하는 수분 제거에 이용한다.

2. 다량의 수분이 함유된 고체나 젤(gel)의 건조 방법

물과 벤젠 또는 물과 톨루엔의 불변 끓음 증류(두 용액이 특정한 성분비를 이루면 두 물질이 함께 끓음으로 두 성분이 동시에 증류되는 현상)을 이용하여 물을 제거 할 수 있다. 이때 Dean-Stark증류장치를 이용한다. 단 고체나 젤이 벤젠 또는 톨루엔과 반응성이 없고, 섞이지 않으며, 불용성이여야 한다.

18.3 | 유기반응의 일반적인 실험과정

1. 반응물과 시약을 정제한다.

2. 반응물과 시약을 교반하여 반응을 진행한다.

3. 반응진행 정도를 정성적으로 알아보고자 얇은 층 크로마토그래피(TLC)를 이용한다.

4. 반응을 마무리(work-up)한다. 일반적으로 산 조건에서 진행된 반응은 염기로 종결시키고 염기 조건에서 진행된 반응은 산을 이용해 반응을 종결시킨다.

5. 반응이 종결한 후 유기용매 속에 생성된 혼합물을 추출하여 얻는다.(추출법)

6. 생성된 혼합물(불순물이 포함됨)을 분리·정제하기 위하여 여과, 세척, 건조 과정을 거친다.
   경우에 따라 분리·정제 목적으로 크로마토그래피법 또는 재결정법 또는 증류법을 이용한다.
   1) 크로마토그래피법: 물질의 고정상과 이동상에 대한 친화력차이를 이용하여 분리하는 방법
   2) 재결정법 : 물질의 용해도 차이를 이용하여 분리하는 방법
   3) 증류법: 물질의 끓는점 차이를 이용하여 분리하는 방법

7. 수득률을 계산하고 분광학적 방법을 통하여 분리·정제된 최종생성물을 구조를 확인한다.

18.4 | 얇은층 크로마토그래피(thin-layer chr, TLC)

- TLC법의 장점: ① 빠른 용리속도 (20분~1시간 정도) ② 값싼 실험방법

위와 같은 장점 때문에 유기실험에서 주로 물질의 확인 및 반응의 진행 정도를 확인하기 위해 사용된다. 또한 범죄 화학분야에서 독극물의 정성적 확인 분석에 필수적으로 사용한다.

1. TLC의 원리

정지상은 얇은 유리판에 실리카 젤(SiO_2), 알루미나(Al_2O_3), 혹은 섬유상물질(셀룰로오즈) 반죽을 얇게 입힌 유리판이다. 이를 전개판(development plate)이라 부른다.

[전개 순서]

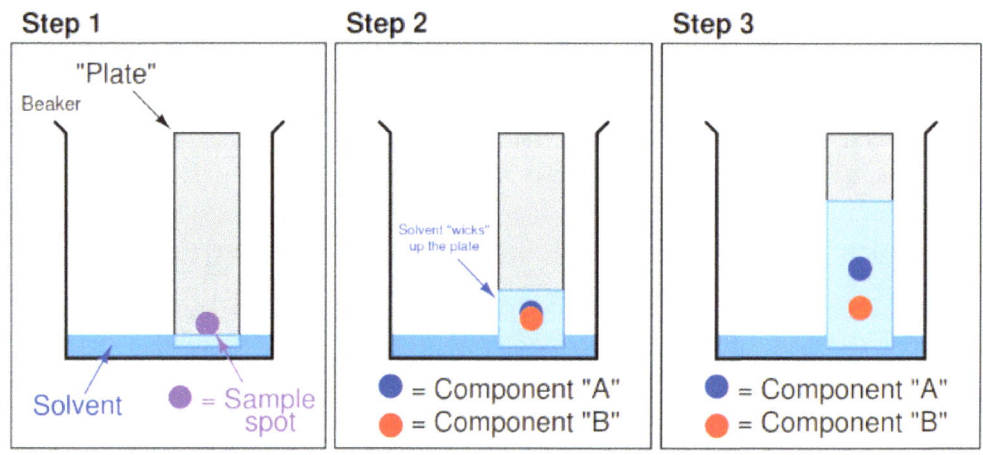

1) 먼저 시료용액을 전개판에 점적(spot)한 다음 건조한다.
※점적이란? : 시료를 용매에 녹인 다음 연필로 표시한 전개판의 지정된 위치에 마이크로피펫으로 소량의 시료용액을 묻힌 다음 용매를 증발 건조하는 조작을 의미한다.

2) 전개판을 전개용매(이동상)에 담그고 밀폐한 후 모세관 작용에 의해 전개용매를 이동하게 한다. 이 과정을 전개(development)라고 한다. 정지상(실리카 젤)은 극성인 -OH기가 지지체표면에 있기 때문에 극성이 강한 용질일수록 정지상과 강하게 흡착하게 되고 상대적으로 극성이 약한 용질일수록 정지상과 덜 흡착하기 때문에 전개용매에 용해되어 전개용매와 함께 더 높이 올라가게 된다. 즉, 전개거리는 극성이 약할수록 길고 극성이 강하여 정지상과 친화력이 클수록 전개거리는 짧다.

3) 전개를 완료하면 전개용매의 위치와 시료용질들의 반점위치를 연필로 표시한다. 그런 다음 시료의 전개된 거리는 머무름 계수(retardation factor), Rf로 나타낸다.
※시료용질의 반점확인
시료용질의 반점을 확인 하는 방법은 어떤 시료용질이냐에 따라서 다양한 방법을 사용할 수 있다. 예를 들어 무색의 시료에 대해서는 적당한 발색 시약을 뿌려서 반점을 확인 할 수 있고 방사성 물질일 경우에는 방사능을 주사하여 반점의 위치를 알아낸다. 또한 TLC 법을 실시할 때 지지체에 미리 형광 색소 같은 것을 섞어 두면 반점을 확인하는데 큰 도움이 된다.

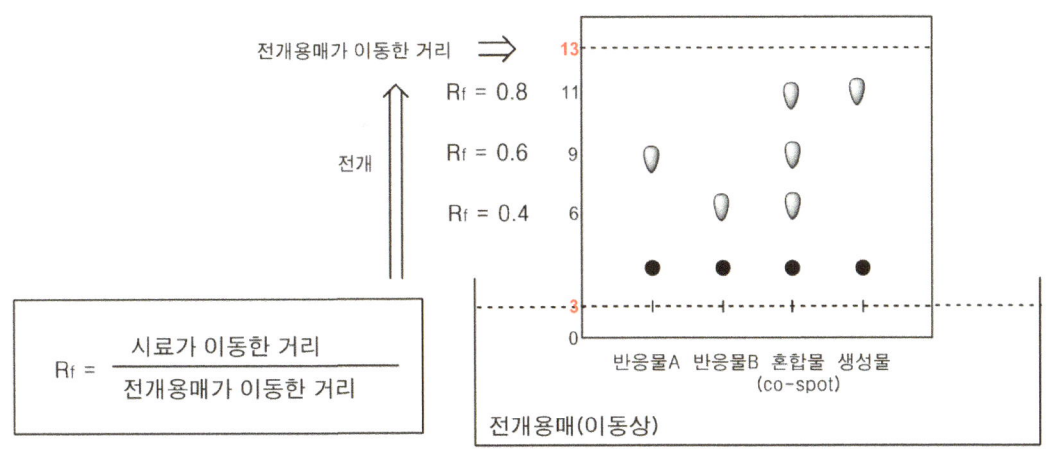

$$R_f = \frac{\text{시료가 이동한 거리}}{\text{전개용매가 이동한 거리}}$$

정지상과의 친화력 : B > A > 생성물
극성 : B > A > 생성물

· 정지상과 강하게 흡착하는 순서(극성 세기)

← 시료의 극성 증가

금속염 RCOOH R-NH₂ R-OH RCOOR RCOR(H) R-X R-O-R alkene alkane

· 전개용매 조성 변화

극성 용매와 비극성 용매를 혼합하여 사용해야 혼합 시료를 효과적으로 분리할 수 있다. 분석 물질은 바꾸지 않고 전개용매의 조성을 변화시켜 극성이 더 강해지거나 약해지는 경우에는 같은 분석 물질이라 하더라도 전개거리가 달라진다. 만약 전개용매의 극성이 강해지는 경우에는 분석 물질은 정지상에는 덜 흡착되고 전개용매에는 더 잘 녹아 시료의 극성 여부에 상관없이 전개 거리가 길어지게 되어 Rf값이 증가하게 된다.

← 용매의 극성 증가

H_2O > CH_3CO_2H > CH_3OH > ethyl acetate > Et_2O > $CHCl_3$ > toluene > CCl_4 > hexane

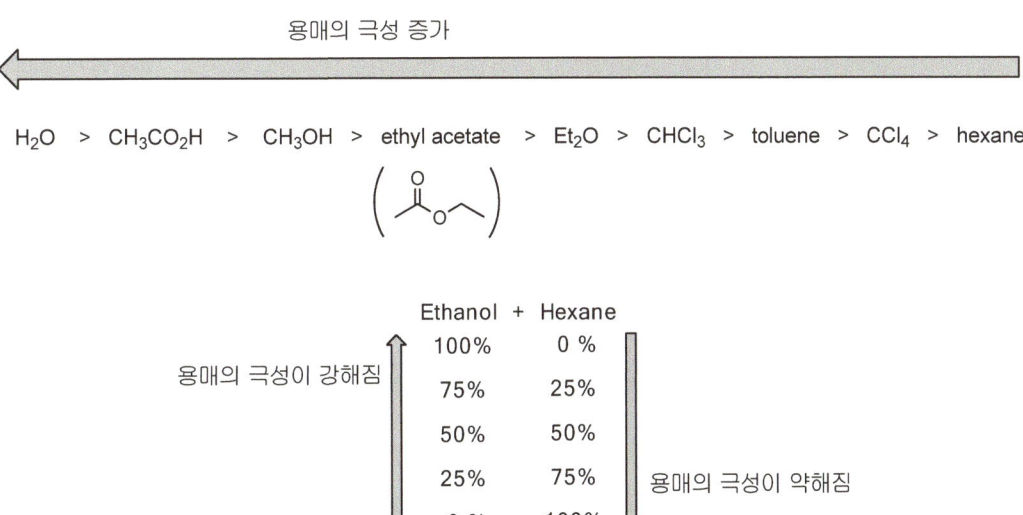

4) 분석된 각 Rf값을 표준물의 Rf값 자료와 비교해서 각 용질이 어떤 화합물인지 확인한다. 이렇게 TCL은 정성분석에 주로 이용한다.

2. 이차원 TLC(2D-TLC)

복잡한 혼합물의 경우에는 단일 전개 용매나 한 가지 혼합 용매만으로 분리가 어려울 때가 있다. 이런 복잡한 혼합물 분리에는 2D-TLC를 이용한다. 시료를 정사각형 TLC판의 한 쪽 구석에 점적하고 먼저 선택한 용매로 전개시킨다. 그런 다음 TLC판을 꺼내어 건조시키고 다시 다른 용매로 전개시킨다. 이때 두 번째 전개는 첫 번째 전개 방향에 대해 수직으로 전개시킨다. 이러한 2D-TLC는 구조적으로 유사한 혼합물 분리에 주로 이용된다. 특히, 단백질 가수분해로 얻은 여러 아미노산 혼합물들의 분리에 유용하다.

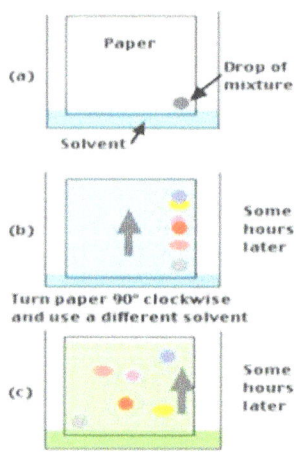

18.5 | 추출법

추출(extraction)이란 혼합물로부터 어떤 한 물질을 용매로 용해시켜 분리해 내는 방법이다.

1. 추출 과정

반응 용액을 분별 깔대기로 옮긴다. 그런 후 물 보다 밀도가 큰 유기용매를 첨가하면 유기층이 물 층 아래에 위치하고, 물 보다 밀도가 작은 유기용매를 첨가하면 유기층이 물 층 위에 위치하게 된다. 이 때 보통 유기 화합물은 유기층으로, 이온성 유기화합물이나 금속 화합물은 물층으로 이동한다.

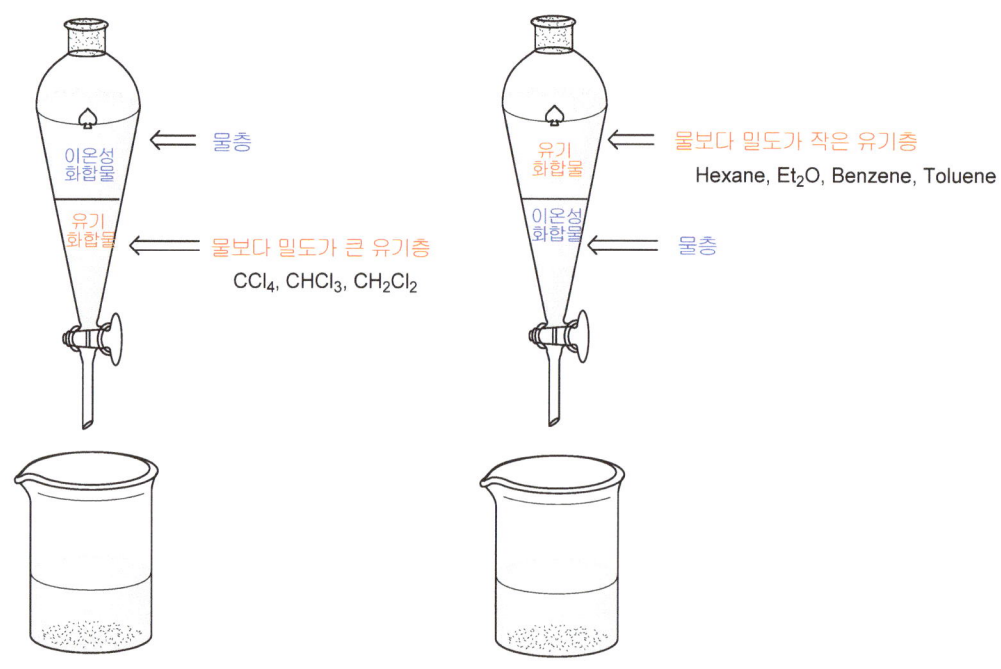

2. 염석 효과(salt effect)

3. 추출 후 용매 제거
추출된 유기층을 모아 유기 용매를 제거(회전 증발기 이용)하여 불순물이 포함된 생성물을 얻는다.

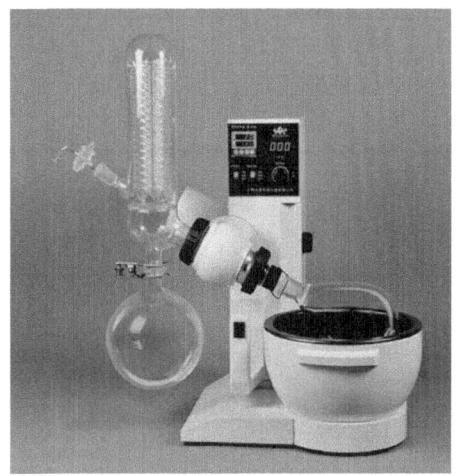

[회전 증발기]

18.6 | 크로마토그래피(chromatography)

1. 유래

크로마토그래피란 용어는 1903년에 M.Tswett의 실험으로부터 유래되었는데 그는 고체 $CaCO_3$(정지상)로 채워진 칼럼과 탄화수소 용매(이동상)로 식물의 색소를 분리했다. 색깔을 띤 띠(chlorophyll a와b, carotene)들의 분리였기 때문에 "색"이라는 뜻을 가진 그리스어의 크리마토스(chromatos)로부터 크로마토그래피란 이름이 유래되었다.

2. 기본 용어

1) 시료 혼합물: 컬럼을 통해 이동하는 용질을 말한다. 이 용질분자들이 우리가 분리하고 검출하고자하는 분자들이다.(예: 용질A, 용질B, 용질C 등)
2) 이동상(mobile phase): 컬럼을 통해 이동하는 용매를 말한다. 이동상은 액체이거나 기체이다.
3) 정지상(stationary phase): 컬럼 안에 고정되어 머물고 있는 물질을 말한다. 정지상은 주로 고체이거나 고체 입자 위에 혹은 속 빈 모세관 컬럼 안벽에 도포된 점도가 있는 액체이다.
4) 용리액(eluent): 컬럼으로 들어가는 유체를 말한다.
5) 용리(elution): 컬럼으로 용질(액체 혹은 기체)을 통과시키는 과정을 말한다.
6) 용출액(eluate): 컬럼으로부터 나오는 유체를 말한다.
7) 정상 크로마토그래피: 극성인 정지상과 극성이 작은 용매(이동상)를 사용함을 일컫는다.
8) 역상 크로마토그래피: 낮은 극성의 정지상과 극성인 용매(이동상)를 사용함을 일컫는다.

3. 크로마토그래피의 일반적인 원리

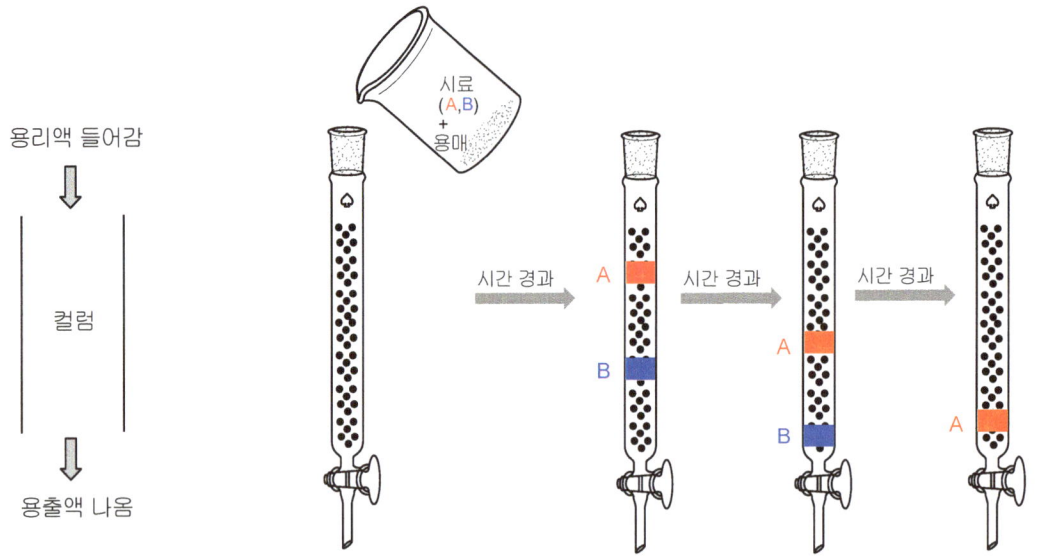

용질A는 B보다 정지상에 대한 상호 친화력이 더 큼

시료 혼합물에 있는 각 성분이 두 상(이동상과 정지상)과 친화력이 다르면 계를 통과할 때 다른 속도로 움직이며, 그 결과 분리가 일어난다. 즉, 이동상과 친화력이 큰 성분은 크로마토그래피를 빨리 통과하지만, 고정상과 친화력이 큰 성분은 느리게 움직인다. 분리된 각 성분은 검출기를 통해서 성분 분석이 된다.

4. 5가지 크로마토그래피

■ 크로마토그래피는 용질과 정지상과의 친화력의 형태에 따라 다음 5가지로 구분한다.

1. 흡착 크로마토그래피(adsorption chr) → 친화력의 형태는 흡착이다.

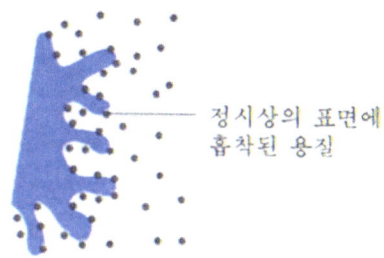

흡착 크로마토그래피

2. 분배 크로마토그래피(partition chr) → 친화력의 형태는 고체 지지체 표면에 얇게 코팅된 액체정지상과의 상호작용이다.

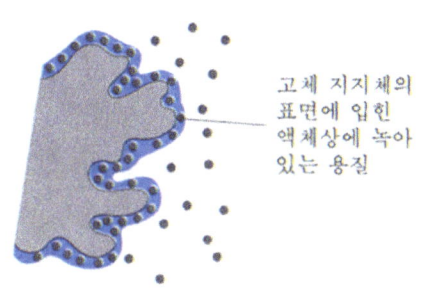

분배 크로마토그래피

3. 이온 교환 크로마토그래피(ion-exchange chr) → 친화력 형태는 반대 이온 간의 정전기적인 힘이다.

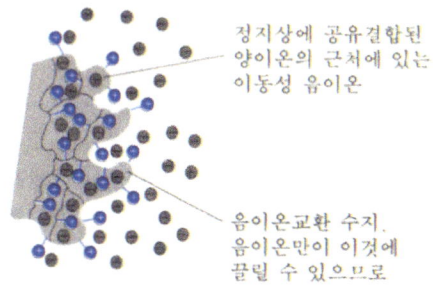

이온교환 크로마토그래피

4. 분자 배제 크로마토그래피(molecular exclusion chr)
→겔 거르기(gel filtration) 또는 겔 투과(gel permeation) 또는 분자체(molecular sieve) 크로마토그래피라고도 부른다. 친화력 형태는 분자크기이다.

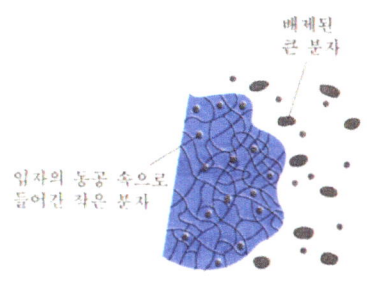

분자 배제 크로마토그래피

5. 친화 크로마토그래피(affinity chr)
→가장 선택적인 크로마토그래피 방법으로 친화력 형태는 고체 정지상에 공유결합 되어 있는 특정분자와의 선택적인 상호 친화력이다.

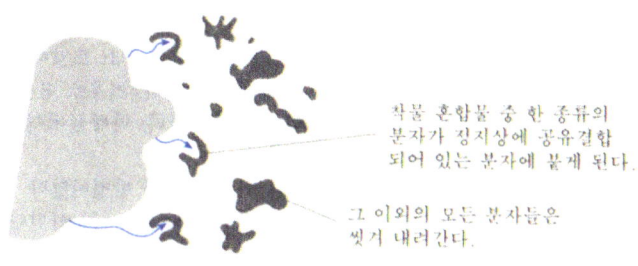

친화 크로마토그래피

18.7 | 재결정

대부분의 고체 물질들은 용매의 온도가 올라감에 따라 용해도가 증가하게 된다. 재결정은 이러한 성질을 이용하여 두 가지 이상의 고체 물질들이 섞인 혼합물을 가열하여 결정을 녹인 후 다시 냉각하여 상대적으로 용해도가 낮은 고체물질만 선택적으로 결정화하는 방법이다.

1. 재결정 과정

1) 좋은 재결정 용매를 선택한다.
   [재결정 용매의 선택 기준]
   ① 용매는 재결정 화합물과 반응하지 않아야 한다.
   ② 재결정하려는 화합물이 뜨거운 상태에서는 잘 녹고 찬 용액에서는 잘 녹지 않는 용매를 선택한다.
   ③ 재결정 용매의 끓는점은 50~120℃ 범위가 좋다.
   ④ 재결정 용매의 끓는점은 재결정 시료의 녹는점보다 낮은 것이 좋다.

2) 재결정 용매에 시료를 넣고 가열하여 녹인다. 이때 녹지 않은 불순물은 뜨거운 상태에서 여과 한다.

4) 서서히 냉각시켜 결정화를 유도한다.

5) 여과하여 생성된 결정을 얻는다.

6) 여과하여 얻은 결정을 소량의 찬 용매로 씻는다.

7) 용매를 건조한다. (회전 증발기 이용)

18.8 | 증류법

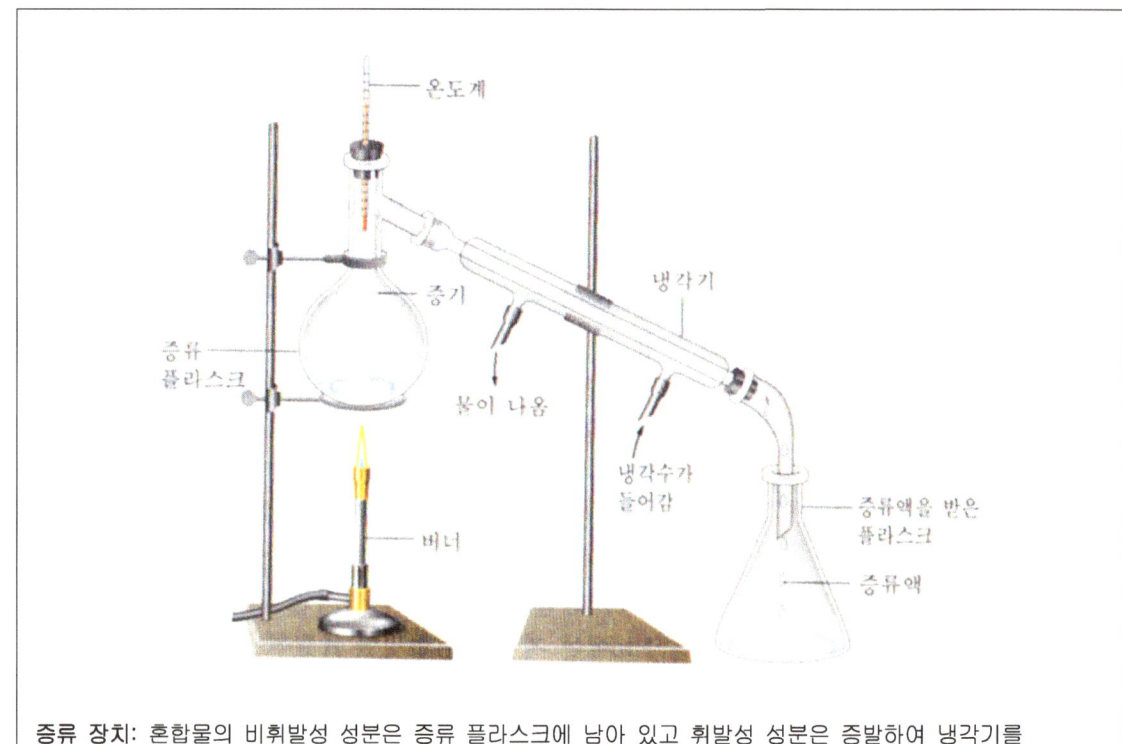

증류 장치: 혼합물의 비휘발성 성분은 증류 플라스크에 남아 있고 휘발성 성분은 증발하여 냉각기를 통과 한다. 냉각수는 냉각기의 바깥 부분을 순환하면서 증기를 다시 액체로 응축시킨다.

[용어 비교]
· 증류(distillation) : 액체를 기화시켜 얻고자 하는 물질의 기체를 응축시켜 보다 순수한 액체로 얻는 과정이며 증류에서는 잔류물보다 증류액이 더 중요하다.
· 증발(evaporation) : 잔류물이 더 중요한 경우에 쓰는 말이다.
· 환류(reflux) : 기화된 화합물이 냉각관에서 응축되어 끓고 있는 플라스크로 되돌아가는 것을 의미한다. 이러한 가열 환류는 실온에서는 반응속도가 느려 반응속도를 빠르게 하기 위해 반응 온도를 올릴 경우에 이용한다. 이때 용매의 끓는점이 반응 온도에 해당된다.

18.9 | 실험과정에서의 화학량론

1. 농도의 표현

유기반응은 일반적으로 용액 상태에서 진행되며 유기화학에서는 농도를 나타낼 때 주로 몰농도(M) 또는 질량/부피 농도 또는 백분율 농도를 사용한다.

    1) 몰농도(M) = 용질의 몰수 / 용매의 부피(1L)
    2) 질량/부피 농도 = 용질의 질량(g또는 mg) / 용매의 부피(1mL, 100mL, 또는 1L)
    3) 백분율 농도 = 용질의 질량(w) / 용매의 질량(w) × 100%
                 용질의 부피(v) / 용액의 부피(v) × 100%
                 용질의 질량(w) / 용액의 부피(v) × 100%

2. 몰수의 계산

실험을 할 때 반응물과 시약은 실험자가 사용하고자하는 정확한 몰비로 사용해야한다.

1) 액체 시약의 몰수를 계산

$$\text{몰수} = \text{질량(g)} / \text{분자량(g/mol)}$$
$$\Uparrow$$
$$\text{질량(g)} = \text{밀도(g/mL)} \times \text{부피(mL)}$$

2) 용액 속에 있는 화합물의 몰수 계산

$$\text{몰수} = \text{질량(g)} / \text{분자량(g/mol)} \qquad \text{몰수} = \text{몰농도(mol/L)} \times \text{부피(L)}$$
$$\Uparrow$$
$$\text{질량(g)} = \text{질량부피 농도(g/mL)} \times \text{부피(mL)}$$

3. 수득률의 계산

수득률은 이론적 수득률과 퍼센트 수득률로 구분된다. 이론적 수득률은 한계시약에 의해 정량적으로 반응하여 얻어지는 생성물의 이론적인 양이다. 퍼센트 수득률은 이론적 수득률에 대한 실제 얻어진 수율의 비를 백분율로 나타낸 것이다.

$$\% \text{ 수득률} = \frac{\text{실제 수득률}}{\text{이론적 수득률}} \times 100\% = \frac{\text{실제 생성물의 양(mol or M)}}{\text{이론적인 생성물의 양(mol or M)}} \times 100\%$$